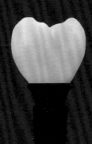

中国医药学术原创精品图书出版工程

口腔种植的精准二期手术和取模技巧

——如何避免模型的毫米级误差

主编　满毅

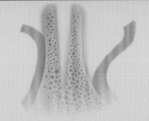

Second-Stage Surgery and
Impression Taking
Reasons for Millimeter Deviation

副主编　向　琳　王　敏　屈依丽

编　者（以姓氏笔画为序）

王　敏　王　斌　王园园　王茂夏

王金雨　伍颖颖　向　琳　孙俊良

杨　博　杨仁丽　杨醒眉

把丽根·伯拉提汉　林　洁　林志辉

周　楠　屈依丽　赵夕文　郝　亮

胡　琛　柳叶语　曹　聪　满　毅

窦晓晨　雒琪玥　薛丽丽

主编助理　林志辉

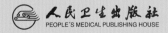

人民卫生出版社
PEOPLE'S MEDICAL PUBLISHING HOUSE

主编简介

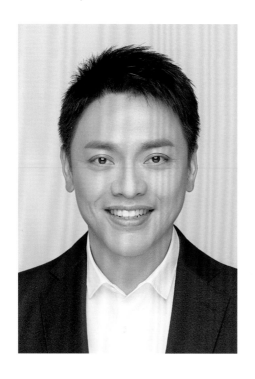

满 毅

教授，博士研究生导师

四川大学华西口腔医院种植科主任、
种植教研室主任

中华口腔医学会口腔种植专业委员会　常务委员

全国卫生产业企业管理协会数字化口腔产业分会　主任委员

国际口腔种植医师学会中国分会（专家委员会）　会长

四川省口腔医学会口腔种植专业委员会　主任委员

四川省卫生健康委员会　学术技术带头人后备人选

中国生物医学工程学会医学人工智能分会　委员

国际牙医师学院专家组成员（ICD fellow）

国际口腔种植学会专家组成员（ITI fellow）

2010 年获国际口腔种植学会青年学者奖励，2010—2012 年被美国 Tufts 大学牙学院聘为临床讲师，2011—2012 年美国哈佛大学访问学者，2016 年入选"寻找成都的世界高度打造城市医学名片"名医榜。

担任 *Clinical Implant Dentistry and Related Research* 中文版副主编，*Implant Dentistry* 编辑审查委员会委员（editorial review board）。发表临床和科研论文 40 余篇，主持多项国际、国家、省部级课题。

参与多部临床专著的编写：

1. 2010 年，参编《实用口腔免疫学与技术》（人民卫生出版社）

2. 2011 年，参编《陈玉安口腔种植学》（科学技术文献出版社）

3. 2014 年，参编《口腔修复临床实用新技术》（人民卫生出版社）

4. 2014 年，副主编《口腔种植关键技术实战图解》（人民卫生出版社）

5. 2016 年，参编《口腔医学　口腔全科分册》（人民卫生出版社）

6. 2018 年，主编《口腔种植的精准植入技巧——如何避免种植手术的毫米级误差》（人民卫生出版社）

7. 2020 年，参编《口腔种植学》（第 8 轮口腔本科规划教材）（人民卫生出版社）

序

随着口腔种植学的不断发展，近年来选择种植修复牙缺失的患者日益增多，远期效果有效、可靠。然而，口腔种植修复过程中因操作不当等导致治疗失败的问题也时有发生。

2018年，满毅教授研究团队倾心编写的《口腔种植的精准植入技巧——如何避免种植手术的毫米级误差》正式出版，得到了口腔种植业界的广泛好评，目前已累计印刷4次。《口腔种植的精准二期手术和取模技巧——如何避免模型的毫米级误差》是满毅教授总结多年临床经验，针对二期手术和取模中的误差等问题，通过科学的分析，详细阐述如何获得可靠远期效果的处理对策的又一力作。

全书由浅入深、层层递进地为读者们详细介绍了二期手术和种植取模的流程，并结合完善的病例对二期手术、印模制取等操作过程中常出现的问题进行了深度剖析，如二期手术术式选择不佳、修复距离不足、转移体连接方式不当等问题。全书通过800余幅高清临床照片、36个操作视频，多角度地帮助读者学习、理解。我相信所有希望了解和更进一步学习口腔种植的口腔医生在仔细阅读这样一本专著后，定能受益匪浅。

不断探索、精益求精，寻求更为安全、有效的临床方法是满毅教授从事临床工作以来始终坚守的工作信条。他在数字化美学修复、软组织增量、多学科联合治疗等领域进行了不断的积极探索，以求更好地解决患者的美学、功能诉求。相信在仔细阅读本书后，能够学有所获，共同促进口腔种植事业蓬勃发展。

宫苹

2019 年 7 月

自序

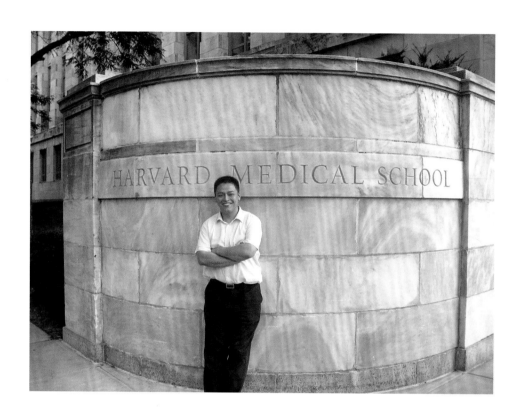

　　近年来口腔种植技术已在我国飞速发展，但也逐渐暴露出各种各样的临床问题，这些问题让我们更深刻意识到以修复为导向的重要意义。在这个种植"热"的时代，很多同行都和我一样，发现我们需要静下心来，对自己之前犯过的错误和走过的弯路做一些总结，做一些"冷"思考，才能更快地进步。本书的很多内容也是我们团队的自省。如果这些点滴启发能引起更多同行的共鸣，将是我们的莫大荣幸。

　　精准植入种植体只是成功的第一个必要条件。精准的外科和修复是支持种植牙行使功能的两块基石，两者缺一不可，相得益彰。在本系列第一本书《口腔种植的精准植入技巧——如何避免种植手术的毫米级误差》中与大家讨论完外科植入技巧后，我们把本书的重点定位在二期手术以及取模的范畴。如果以后有机会还希望能与大家继续讨论戴牙和并发症等方面的问题。我们希望向读者传达的理念是从外科到修复到后期维护，其中每个环节都至关重要，必须环环相扣才能保证种植义齿的长期稳定。

二期手术和精确取模经常是大家临床工作中觉得比较简单、得心应手的环节，也常常忽略了对其中很多问题的思考和总结。事实上，二期手术是衔接外科与修复的关键环节，特别是对于角化黏膜的妥善管理，是修复获得成功的前提。精准的印模制取也是最终是否能轻松戴牙的关键。本书中我们将通过大量临床图片和视频，与您一起梳理这些看似简单的临床操作中有哪些是值得我们深入思考的问题。

近日，得知我们团队第一本书得到了许多读者的欢迎。以问题和误差为导向的写作思路，也得到了很多同道的肯定，读者的喜爱给予了我们更大的信心。因此本书依然延续了该风格，从实践处着手，并毫无保留地将临床工作中的病例悉数列入，希望与读者共勉。

对于广大读者的厚爱，我深表感谢的同时，也自觉诚惶诚恐。大家的支持是我们继续精益求精的动力，读者的建议也是我们不断改进重新审视自己的契机。在本书的撰写中，我们正是带着这份读者的信任，投入了更多的心血，但书中难免有所纰漏，我们殷切地希望每一位同行带着批判的眼光阅读，将您的想法与我们沟通交流，敦促我们认识到团队的不足。

本书的顺利出版离不开我们团队每一位编委成员的努力，在此向你们道一声辛苦。在繁忙的临床工作后，一起激烈讨论书稿到深夜的经历将成为我们共同的财富，最让我难忘的是在 2018 年度的最后一个工作日，2019 年度的第一个工作日，我们都在单位讨论书稿到深夜。正是由于每一位编委对细节的追求，才有了这本书比第一本书更大的知识量、更多的图片和更丰富的视频。我自己和团队相比，是非常渺小的，团队中很多成员在各自擅长的领域，比我做得更好，考虑得也更周到，与你们讨论让我受益颇丰。

在此还要向一些幕后做出努力的同学和老师们表达诚挚的谢意。感谢我的研究生陈娅倩、高邵静雅、何佳容、张歆缘、朱宸佑等同学在临床病例收集中所做的努力。感谢王敏老师、郝亮老师的研究生丁晗东、陆秋雨、潘唯一、单沁、谭靓彧、卫韩、尹无为等在本书最初筹备阶段所作出的贡献。

本书成书之时，非常感激四川大学华西口腔医院提供的平台，业内前辈和同行对我的关怀和指导，及人民卫生出版社给予我的宝贵机会。承蒙恩师宫苹教授于百忙之中拨冗审阅全书并作序，谨致以衷心地感谢！

满毅

2019 年 7 月

前言

　　在口腔种植义齿修复中，完善的二期手术和精准的印模制取是承接外科操作和最终完成修复的重要中间环节。但一些医生在工作中过分追求种植外科技巧，忽略了二期手术和取模的重要性，不仅加大了后续戴牙操作的难度，而且使最终的完成效果大打折扣。因此，本书旨在帮助读者对二期手术和取模过程有更深入的理解。本书延续了本团队第一本书的写作风格，同样引入了大量的临床中容易出现的问题和错误。首先介绍了标准的种植取模的基本流程，然后讲解了二期手术的时机判断、术式选择和操作流程等，最后分别针对单颗后牙取模、连续多颗后牙取模、美学区取模及全口无牙颌取模等具体方面进行了详细阐述，探讨了各种情况下可能出现的问题及防范方法。每一部分内容都配有大量的临床照片及操作示意图，并有针对性地录制了简单易懂的操作视频，相信能给您的临床工作带来启发和裨益。

　　本书中，我们将自己临床工作的心得体会与每一位想要在种植领域精益求精的口腔医生分享。希望可以给各位同行传播一些新的知识和技术，能在同道们的日常临床实践活动中产生一些积极的作用，为大家提供一些参考。

　　当然，虽然我们已经尽力完善本书内容，但仍可能存在一些不足之处，敬请各位同行批评指正。

满毅

2019 年 7 月

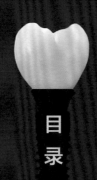

目录

关注人卫口腔公众号
新书速递　图书推荐

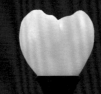

视频目录

扫描二维码免费观看视频:

1. 用手机微信扫描封底红标上的二维码，获取图书"使用说明"。
2. 揭开红标，扫描绿标激活码，注册/登录人卫账号获取视频、动画等数字资源。
3. 扫描书内二维码或封底绿标激活码随时查看视频、动画等数字资源。

扫二维码
免费观看视频

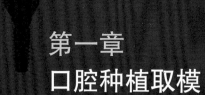

第一章
口腔种植取模

第一节 ▎口腔种植取模的基本流程

　　当种植体完成骨结合后，将进入下一步的修复阶段。那么，这个过程是怎样的呢？我们首先来看这样一个病例。

　　患者 A_1 的 46 种植术后 3 个月，口内检查见软组织健康无红肿，愈合基台已完全穿出牙龈，垂直修复距离尚可；根尖片显示种植体周围无低密度透射影（图 1-1-1~ 图 1-1-3）。**对于这样一个病例我们应该如何进行取模修复呢？**

　　医生 A_1 对此病例进行了种植体水平的常规取模（图 1-1-4~ 图 1-1-21）。

　　一般来说，种植取模的基本流程可以归纳为 10 个步骤，下面我们用一个流程图（图 1-1-22）来详细解释。

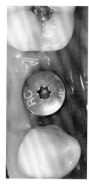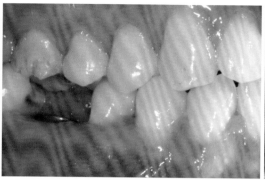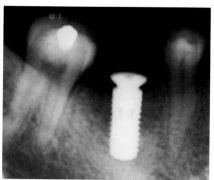

图 1-1-1　取模前 46 种植体愈合基台完全暴露于口腔

图 1-1-2　检查垂直修复距离充足

图 1-1-3　根尖片检查种植体骨结合情况良好

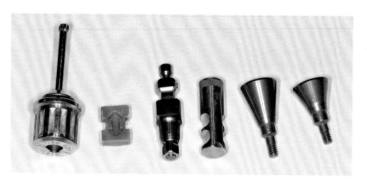

图 1-1-4　取模前准备：准备相应种植系统的螺丝刀、转移体、愈合基台、托盘

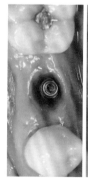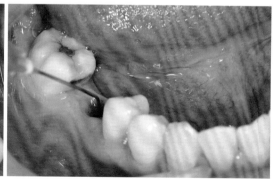

图 1-1-5　旋下愈合基台

图 1-1-6　生理盐水反复冲洗，清洁种植体周围的牙龈袖口

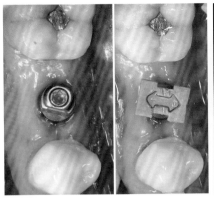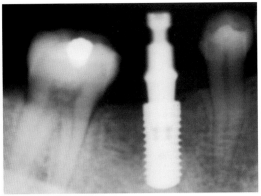

图 1-1-7　连接转移体

图 1-1-8　必要时拍摄根尖片辅助检查转移体就位情况

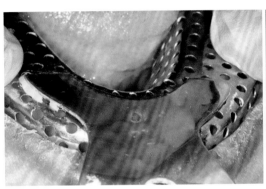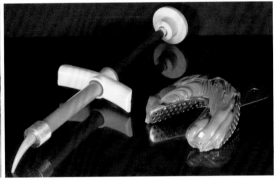

图 1-1-9　选择大小合适、不易变形的托盘,并检查托盘是否与牙弓、转移体匹配

图 1-1-10　准备合适的印模材料

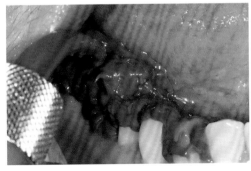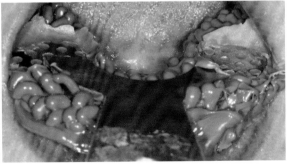

图 1-1-11　先用印模材料输送枪推注印模材料到转移体周围,避免产生气泡

图 1-1-12　将盛有印模材料的托盘在口内就位,制取印模

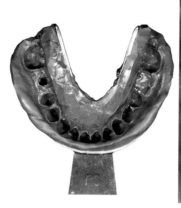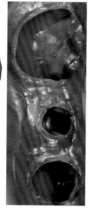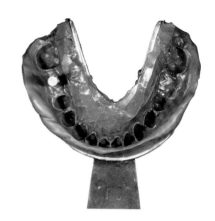

图 1-1-13　印模材料完全固化后取出托盘,检查印模无误

图 1-1-14　取下转移体,连接种植体替代体,种植体的位置和方向就通过印模被记录下来

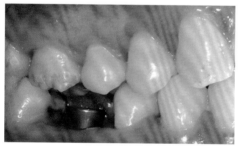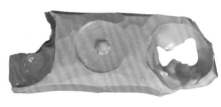

图 1-1-15　更换最高穿龈的愈合基台,用于制作咬合记录

图 1-1-16　制取并修整咬合记录硅橡胶

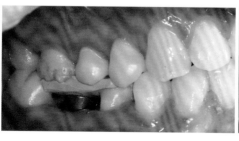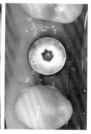

图 1-1-17　咬合记录口内复位检查

图 1-1-18　更换平齐牙龈的愈合基台,塑形软组织

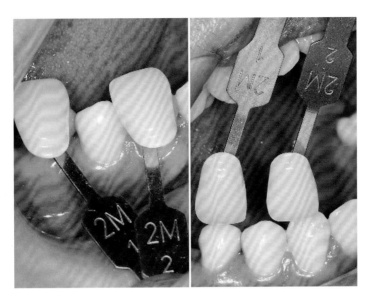

图 1-1-19　分别对颈部和切端进行比色（邻牙或对侧同名牙在自然光下比色）

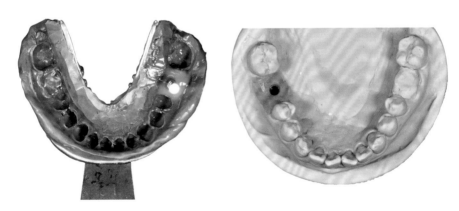

图 1-1-20　人工牙龈制备的位置可参考不同系统替代体上的刻度标志，笔者建议以不超过转移体与替代体内连接上 2mm 为宜

图 1-1-21　灌注石膏模型

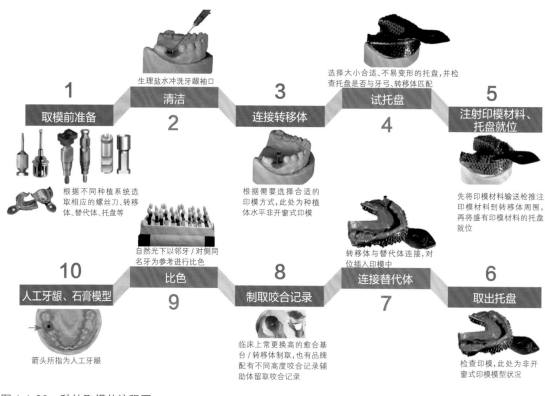

生理盐水冲洗牙龈袖口

选择大小合适、不易变形的托盘，并检查托盘是否与牙弓、转移体匹配

1 取模前准备   **清洁**   **3** 连接转移体   **试托盘**   **5** 注射印模材料、托盘就位

2   **4**

根据不同种植系统选取相应的螺丝刀、转移体、替代体、托盘等

根据需要选择合适的印模方式，此处为种植体水平非开窗式印模

先将印模材料输送枪推注印模材料到转移体周围，再将盛有印模材料的托盘就位

自然光下以邻牙/对侧同名牙为参考进行比色

转移体与替代体连接，对位插入印模中

10 人工牙龈、石膏模型   **比色**   **8** 制取咬合记录   **连接替代体**   **6** 取出托盘

9   **7**

箭头所指为人工牙龈

临床上常更换高的愈合基台/转移体制取，也有品牌配有不同高度咬合记录辅助体留取咬合记录

检查印模，此处为非开窗式印模模型状况

图 1-1-22　种植取模的流程图

视频1

①扫描二维码
②下载 APP
③注册登录
④观看视频

视频 1　种植取模的基本流程

第二节 ▎口腔种植取模与天然牙取模

上一节中，我们概述了种植取模的基本流程。那么对于初学者而言，**种植体取模与天然牙取模又有什么区别呢？**让我们先回顾一下天然牙常规取模的流程。

这是一位 11 牙体变色的患者 B_1，11 根管治疗后，其希望改善美观（图 1-2-1）。医生 B_1 全面检查后，建议行铸瓷全冠美学修复。该医生已按照全冠预备标准完成了 11 的牙体预备（图 1-2-2），那么接下来，**如何通过精准取模将预备体的形态准确反映给技师呢？**

第一步：选择合适的托盘及取模材料，试戴托盘，检查是否与牙弓形态匹配。

第二步：清洁基牙，吹干牙面。

第三步：排龈，可根据肩台位于龈上、齐龈、龈下，选择不同的排龈方式。在本病例中，患者牙龈为薄龈生物型，医生将肩台预备为浅龈下边缘，故采用单线排龈法（图 1-2-3）。

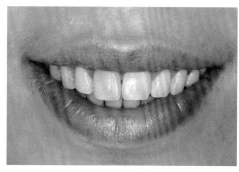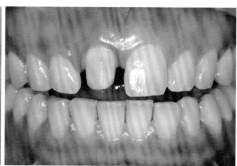

图 1-2-1　11 牙体变色

图 1-2-2　11 牙体预备

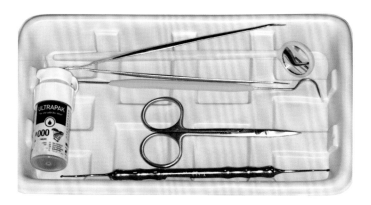

图 1-2-3　排龈的器械准备(#000 排龈线、排龈刀、小剪刀)

　　排龈时应注意从轴角处轻柔地将排龈线压入龈沟，使龈缘与牙面分离（图 1-2-4，图 1-2-5）。初学者应注意排龈的力量不宜过大，时间不宜过长，不要损伤牙龈组织。

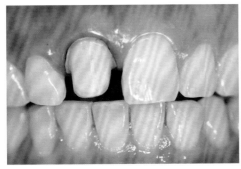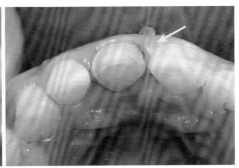

图 1-2-4　排龈后唇侧观

图 1-2-5　排龈后切端观，黄色箭头示肩台连续、清晰

第四步：排龈完成后迅速采用硅橡胶二次双相印模法制取印模，力求印模清晰、精准，能真实反映预备体、肩台或边缘及其他修复相关的组织形态。

第五步：印模制取完成后立即取出排龈线，检查印模是否无误（图 1-2-6）。

第六步：根据缺牙情况，选择制取咬合记录。

第七步：比色（图 1-2-7）。

第八步：灌注石膏模型（图 1-2-8）。

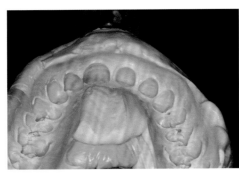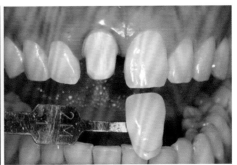

图 1-2-6　检查印模

图 1-2-7　参照邻牙比色

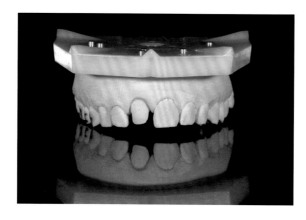

图 1-2-8　石膏模型

①扫描二维码
②下载 APP
③注册登录
④观看视频

视频 2　石膏模型灌注

①扫描二维码
②下载 APP
③注册登录
④观看视频

视频 3　天然牙取模的全流程

　　从上述病例中，我们可以看到天然牙取模与种植取模的要求相似，均需将预备体 / 种植体以及周围组织（如龈缘、牙槽嵴、邻牙、对颌牙等）的情况准确、清晰地反映出来，但两者在取模时机的评价、取模前的准备、取模目的以及取模后的处理方面均各有不同，在这里我们总结如表 1-2-1 所示。

表 1-2-1　种植取模与天然牙取模的对比

	取模时机	取模前准备	取模目的	取模后处理
种植取模	种植体完成骨结合后全口软硬组织无明显异常（详见第二章第一节）	准备与患者牙弓相符的托盘 准备相应的转移体、替代体、螺丝刀	采用转移体转移种植体的位置和方向	需连接替代体后进行模型灌制
天然牙取模	牙体预备完成后全口软硬组织无明显异常	准备与患者牙弓相符的托盘 准备排龈刀、合适的排龈线	采用印模材料复制基牙的外形和边缘	无需连接替代体即可进行模型灌制

第三节 ▌口腔种植取模的基本概念

在上两节中，我们简单介绍了种植取模的基本流程，以及种植取模与天然牙取模的区别。针对上一节种植取模中应用到的种植配件及材料，在大家感到新奇的同时，是否也存在一定的疑惑？这些配件都有什么作用？种植模型制取和天然牙模型制取的材料又有何不同呢？希望在这一节中大家可以找到答案。

一、转移体和替代体

患者 C_1 的 26 缺失，术前检查显示缺牙区骨量充足（图 1-3-1），行常规种植体植入术（图 1-3-2），术后 3 个月，复查根尖片显示种植体周围无低密度透射影，颈部骨量维持良好。患者口内仅有一颗用于牙龈袖口成形的愈合基台（图 1-3-3，图 1-3-4）。准备进入二期取模修复阶段。现在我们如何将埋入骨内的种植体的位置、轴向准确地转移至石膏模型上呢？这就需要用到种植体取模中重要的媒介——转移体和替代体。

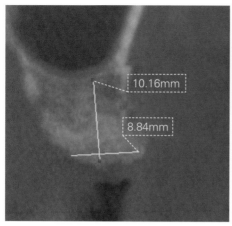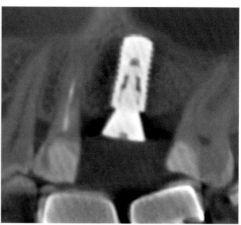

图 1-3-1　26 缺牙区骨量充足

图 1-3-2　26 常规种植体植入

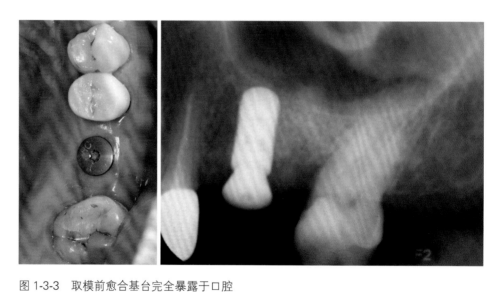

图 1-3-3　取模前愈合基台完全暴露于口腔

图 1-3-4　种植体植入 3 个月后,根尖片显示种植体周围无骨吸收,颈部骨高度维持良好

　　首先,旋下愈合基台(图 1-3-5),就位转移体(图 1-3-6),聚醚材料采用一次印模法取得工作印模。印模脱位后,旋下转移体,连接种植体替代体,将两者一起插回印模(图 1-3-7),在后续模型灌制后,种植体在牙列中的位置和方向就被转移至工作模型上了。

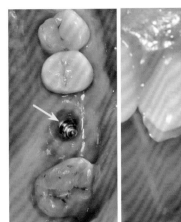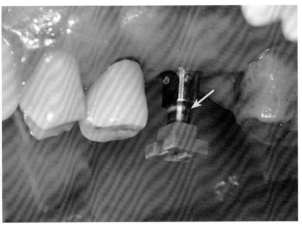

图 1-3-5　旋下愈合基台后可见牙龈下方的种植体（黄色箭头示）

图 1-3-6　冲洗后转移体就位（黄色箭头示）

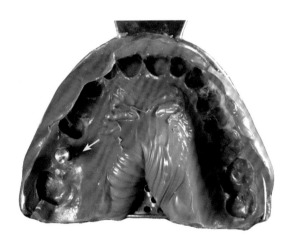

图 1-3-7　转移体连接替代体后（黄色箭头示），插回印模材料内

那么，什么是转移体？什么是替代体？两者的工作原理是什么呢？

转移体主要是用来转移种植体在口内的位置、轴向，按其设计的不同，分为开窗式转移体、非开窗式转移体、抗旋转移体、非抗旋转移体、种植体水平转移体、基台水平转移体，且不同种植品牌的转移体外形设计又各不相同。

面对种类如此繁多、形态各异的转移体，初学者心中往往会画满问号，无从下手。但正所谓万变不离其宗，仔细观察不难发现，无论是哪种外形设计的转移体，都有两个部分且具有共同特点的结构：①抗旋部分：进入印模材料获取转移系统稳定性的部分，如印模帽、转移体本身沟槽及倒凹的抗旋设计（图1-3-8）；②连接部分：与口内种植体内连接或基台形成精确、稳定连接的部分（图1-3-9）。

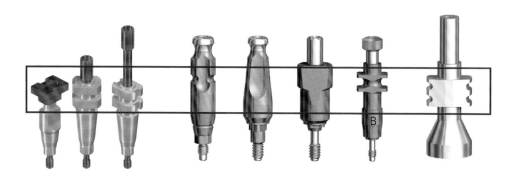

图 1-3-8　抗旋部分（红框示）

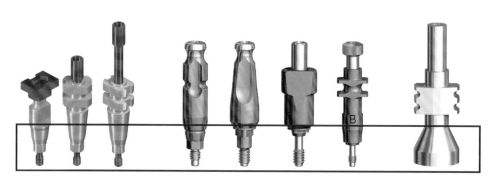

图 1-3-9　连接部分（红框示）

顾名思义，种植体替代体的功能就是在石膏模型中代替患者口内的种植体，就其功能而言，其外形设计同样也必须满足两个条件：①颈部具有与种植体相同的内连接结构，保证其与转移体的连接和种植体与转移体的连接完全一致（图1-3-10）；②体部具有抗旋结构，保证其在石膏模型内位置稳定（图1-3-11）。

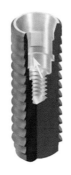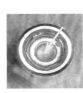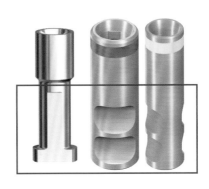

图 1-3-10 替代体颈部与种植体内连接一致（黄色箭头示）

图 1-3-11 替代体的体部抗旋结构（红框示）

二、牙龈替代材料

在完成了种植印模的制取后，需将阴模灌制成石膏模型，那么种植石膏模型是如何灌制的呢？

通过上述描述，我们已经知道，种植体印模仅获取了种植体在骨内的位置和轴向，灌制模型时不仅要使用石膏复制周围天然牙等硬性结构，还需使用特殊材料复制种植体冠方软组织轮廓（图1-3-12），以方便后期选择或个性化制作合适穿龈外形的基台及牙冠（图1-3-13）。

这种特殊材料需要具有一定的弹性和强度，可覆盖在石膏模型表面模拟牙龈轮廓，还能反复取下复位，可以帮助技师检查修复体和种植体替代体的结合是否紧密，确定修复体颈部金属部分的高度和位置，保证修复体的美观和边缘位置的准确。这种材料临床上称为牙龈替代材料或人工牙龈。

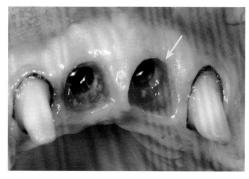
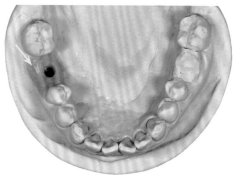

图 1-3-12　种植模型还需复制种植体冠方软组织轮廓（黄色箭头示）

图 1-3-13　人工牙龈复制种植体周软组织轮廓（黄色箭头示）

视频 4　人工牙龈展示　　　　　　　　　　　视频 5　人工牙龈制备

那么人工牙龈灌制的深度及范围的具体要求是什么呢？一般来说，人工牙龈近远中的范围要求不要进入到邻牙（避免影响邻牙的石膏灌制），深度不要超过种植体替代体颈部 2mm 即可（过深可能会导致替代体周围石膏过少，影响替代体在石膏模型内的固位和稳定）。

第四节 ▎取模材料和取模托盘的选择

经过前几节的介绍，相信大家对种植取模有了大体的印象。如果想要达到精准取模，还需要正确选择和使用取模材料及托盘，才能事半功倍。**那么我们临床常用的取模材料和托盘有哪些？分别适用于什么情况呢？**

一、取模材料

（一）藻酸盐印模材料

患者 D_1 上下颌牙列缺失（图 1-4-1，图 1-4-2），要求种植义齿修复，患者牙列缺失后未配戴过全口活动义齿，评估双侧颞下颌关节及咬合关系不稳定，拟先制作全口活动义齿稳定关节及咬合关系。

按照全口活动义齿制作流程，第一步制取初印模，灌制初模型后制作个别托盘。**这时候应该选择什么样的印模材料呢？**

藻酸盐材料是一种传统的口腔印模材料，亲水性好，流动性较好，价格低廉。虽然弹性恢复率及尺寸稳定性均相对欠佳，抗压缩、抗撕裂能力也相对较弱，但已可以满足初印模的要求。故我们首先使用藻酸盐制取了患者的初印模，为下一步的临床操作做准备（图1-4-3，图1-4-4）。

所以，针对藻酸盐印模材料的特性，笔者一般主要用于全口初印模的制取、诊断模型的制取等临床操作。

（二）硅橡胶印模材料和聚醚印模材料

患者E_1的16种植术后3个月，进入二期修复程序（图1-4-5，图1-4-6），需要制取种植体印模及对颌印模，对印模材料的强度及精确度均有较高要求，**什么样的印模材料可以满足我们的需求呢？**

硅橡胶材料是临床常用的一种精细印模材料，材料凝固过程中有不同程度的体积收缩，根据聚合反应不同可以分为缩合型和加成型，临床上常用的为加成型硅橡胶材料。

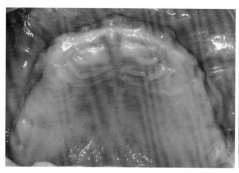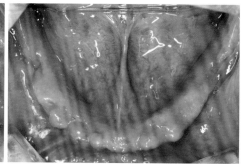

图1-4-1　就诊时上颌口内照

图1-4-2　就诊时下颌口内照

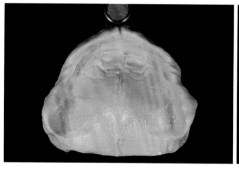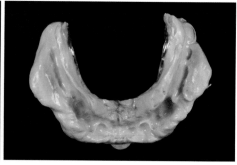

图1-4-3　藻酸盐材料用于全口无牙颌种植病例初印模制取（上颌）

图1-4-4　藻酸盐材料用于全口无牙颌种植病例初印模制取（下颌）

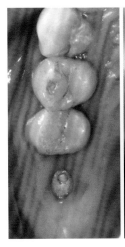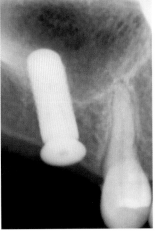

图 1-4-5　取模前口内检查见愈合基台部分暴露

图 1-4-6　取模前根尖片显示种植体周围无骨吸收

同种硅橡胶配合使用，稠度越高，凝固后越硬，弹性恢复率更小，抗撕裂能力也越强；稠度越低，流动性越好，细节再现能力也越强。所以临床上多采用二次双相印模法，将高低稠度的硅橡胶联合使用，从而使最终的印模兼具强度、弹性和细节再现性，便于口内脱位且永久形变小、尺寸稳定。

聚醚也是一种橡胶印模材料，相比硅橡胶，聚醚稠度适中，稳定性好，强度高，凝固后质地硬，亲水性好，对湿润口腔的细节展现能力更强，精确度高。

故两者均可满足种植取模的需求，只是取模方法略有不同。

使用硅橡胶印模材料制取种植体工作印模时，常采用高低稠度的硅橡胶一次双相印模法，即连接种植体转移体后，在托盘内放入重体硅橡胶，同时在种植体周围及天然牙咬合面注射轻体硅橡胶，然后将托盘放入口内一次印模成形。

视频 6　硅橡胶二次双相印模法　　　　视频 7　硅橡胶一次双相印模法

而使用硅橡胶印模材料制取种植体对颌印模时，常采用高低稠度的硅橡胶二次双相印模法。

使用聚醚印模材料制取种植体工作印模及对颌印模则均可采用一次印模法。

① 扫描二维码
② 下载 APP
③ 注册登录
④ 观看视频

视频 8　聚醚一次印模法

通常来说，对颌印模和种植体工作印模使用硅橡胶和聚醚印模材料均可以满足我们种植取模的需求，笔者在临床中均在使用。本病例中的对颌印模，我们采用了高低稠度的硅橡胶联合使用的二次双相印模法来制取（图 1-4-7）。种植体工作印模采用了聚醚一次制取（图 1-4-8）。

值得注意的是，聚醚和硅橡胶印模材料凝固后质地硬，若印模材料进入倒凹区，会造成托盘脱位困难，脱位过程也会给患者带来极大痛苦。故取模前应提前消除倒凹区，降低脱位难度。

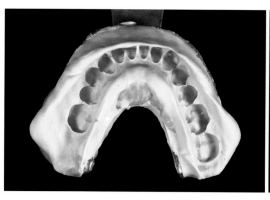
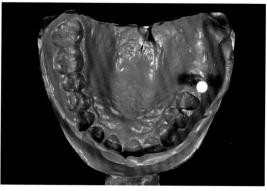

图 1-4-7　硅橡胶制取对颌印模：重体硅橡胶类似于个性化托盘，轻体制取口内软硬组织的精细形态

图 1-4-8　聚醚制取种植体工作印模，可一次成形

二、取模托盘

托盘的种类很多，按照制作材料分类，有钢托盘、树脂托盘、铝制托盘等；按照形态可分为有孔托盘和无孔托盘。取模过程中，选择合适的托盘同样是非常重要的一环。

（一）钢托盘

回到上个病例，患者 E_1 的 16 种植体取模，我们拟采用非开窗式印模的方法制取印模。口内连接转移体，待印模材料凝固，托盘脱位后，利用转移体抗旋结构将转移体插回印模材料，进而在后续灌模后，转移出种植体的位置和轴向（图 1-4-9~ 图 1-4-11）。**那么制取印模时我们应该选择什么材质的托盘呢？**

众所周知，硅橡胶和聚醚在初步凝固后质地较硬，脱模时需使用较大的脱位力量。在这个过程中，如果托盘材料硬度不足以抵抗印模材料脱模时的脱位力量时，就会产生轻度的不可复形变，造成取模误差。所以，无论是使用硅橡胶还是聚醚制取种植体模型，笔者建议均采用硬度较大的不锈钢托盘或者硬质树脂托盘。而铝质托盘质地较柔软，笔者不建议在种植修复取模中使用。

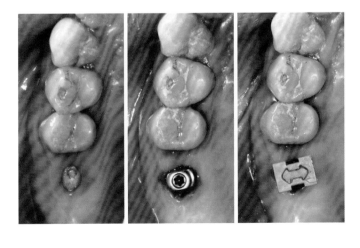

图 1-4-9　取模前软组织包绕愈合帽

图 1-4-10　冲洗后连接非开窗式转移体

图 1-4-11　连接印模帽

①扫描二维码
②下载 APP
③注册登录
④观看视频

视频 9　各类托盘的对比

所以，在上述病例中，种植体对颌模型及种植体工作模型，我们均采用了不锈钢托盘（图 1-4-12）。

不锈钢托盘在临床上分为有孔和无孔两种，笔者均在使用，临床效果和具体操作上未发现明显不同，故笔者建议两者均可用于种植修复取模中。

（二）树脂托盘

患者 F_1 的 14、16、17 种植体骨结合完成后进入修复阶段，拟行种植体支持式的桥修复（图 1-4-13，图 1-4-14），我们准备采用开窗式印模方法。口内连接转移体后，需在托盘相应转移体穿出的位置开孔，待印模材料凝固后，可从开孔处旋出中央螺丝，使转移体随印模材料一起脱位，获得种植体的工作印模。不锈钢托盘虽然硬度较大、不易变形，但也不易制作开窗，显然不适合用在开窗式印模制取中。**那么这种情况下，我们应该选择什么材料的托盘呢？**

树脂托盘硬度较大，本身不易形变，且可以进行磨除调改，能满足我们开窗式印模对托盘的要求，故在这个病例中，我们使用了树脂托盘，在种植体相应位置磨出开窗孔，采用聚醚制取种植体开窗式印模（图 1-4-15~ 图 1-4-17）。

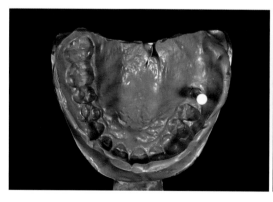
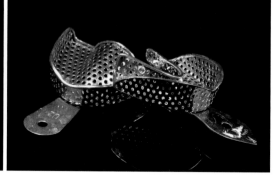

图 1-4-12　有孔不锈钢托盘制取种植体工作印模

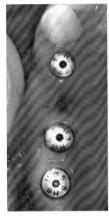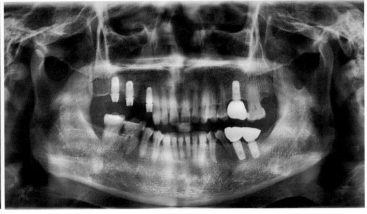

图 1-4-13　取模前口内殆面照

图 1-4-14　全口牙位曲面体层片

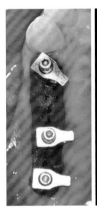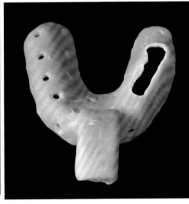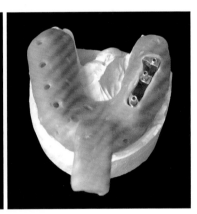

图 1-4-15　冲洗后口内连接开窗式转移体

图 1-4-16　在转移体的相应穿出部位磨出开窗孔

图 1-4-17　开孔处旋出中央螺丝,转移体随印模材料一起脱位

　　树脂托盘虽然有上述优点,但却为一次性使用,所以笔者建议其使用在种植修复的开窗式印模制取中,而非开窗式种植体工作印模及对颌印模可使用能消毒且能重复使用的不锈钢托盘。

　　因此,在种植相关取模中,藻酸盐印模材料主要用于制取无牙颌初印模、研究印模;硅橡胶、聚醚印模材料主要用于制取种植体工作印模及对颌印模。不锈钢托盘主要用于非开窗式印模,而树脂托盘主要用于开窗式印模。

第五节 ▌数字化取模及其部件

除了常规取模外，还有数字化取模，那么在临床上，**这两种取模方法应该怎样选择呢？**我们先看看医生 G₁ 是怎么做的。

患者 G₁ 的 16 已行种植治疗，11 于 10 余年前曾行烤瓷冠修复。在二期取模时，医生 G₁ 采用了聚醚橡胶材料，提前告知患者会有烤瓷牙脱落的风险，并获得患者知情同意后进行取模操作。印模材料取下，可见 11 烤瓷冠同印模材料一同脱落（图 1-5-1，图 1-5-2），口内可见 11 牙体预备形态（图 1-5-3）。取模完成，这位医生检查 11 基牙后，将烤瓷冠粘接回原位。

对于临床取模经验并不丰富的初学者，更容易在取模过程中将患者旧修复体一并带下，造成不必要的损伤和纠纷，**如何避免出现此类临床问题呢？**如若发现患者口内留有修复体，应提前告知患者取模过程可能存在的风险，获取患者知情同意签字后，再进行相关操作。取模前应用棉球或蜡填补倒凹，避免印模材料进入倒凹区，或可直接采用数字化取模方法。那么，**哪些患者更适合用数字化取模呢？**对于口内有烤瓷或全瓷修复体、正畸、咽反射严重、开口受限的患者，容易出现常规取模中修复体脱落、取模不够精准，甚至恶心呕吐造成就医体验差或张口度过小而无法进行取模的情况。对于此类病例，我们可以采用数字化取模的方法，以避免修复体与印模材料直接接触，减小修复体脱落风险。

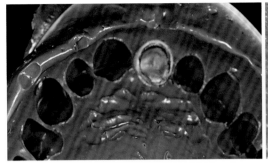 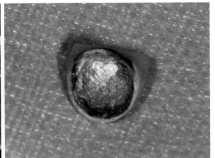

图 1-5-1　烤瓷冠口内脱出

图 1-5-2　烤瓷冠脱落

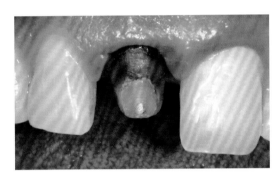

图 1-5-3　牙体预备形态

　　那么，对于初学者来说，**如何又快又好地扫描出精准的数字化模型呢？**我们先通过一个流程图（图 1-5-4），简单介绍一下数字化取模的基本流程。

　　在种植修复中，**我们如何最大化地利用口内数字化取模技术的优势呢？**首先应熟练掌握数字化取模技术的操作方法，从咬合面开始，由后向前扫描，过程中应平稳过渡到颊舌侧（图 1-5-5），一侧扫描完成后再扫描另一侧（图 1-5-6），最后检查扫描情况再行补充；其次，扫描速度不宜过快，应在保证扫描质量的基础上，尽量减少照片数量，提高数据精度；另外，应根据患者张口度大小选择合适的扫描头，保证患者在扫描时处于舒适的体位姿势。

　　与常规取模相比，数字化取模能够尽可能地规避取模风险、增加医患沟通的方式方法，具有独到的优势。

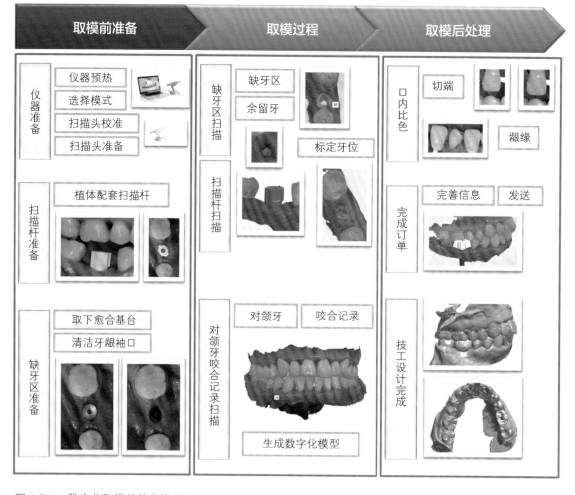

取模前准备	取模过程	取模后处理

取模前准备

仪器准备
- 仪器预热
- 选择模式
- 扫描头校准
- 扫描头准备

扫描杆准备
- 植体配套扫描杆

缺牙区准备
- 取下愈合基台
- 清洁牙龈袖口

取模过程

缺牙区扫描
- 缺牙区
- 余留牙
- 标定牙位

扫描杆扫描

对颌牙咬合记录扫描
- 对颌牙
- 咬合记录
- 生成数字化模型

取模后处理

口内比色
- 切端
- 龈缘

完成订单
- 完善信息
- 发送

技工设计完成

图 1-5-4　数字化取模的基本流程图

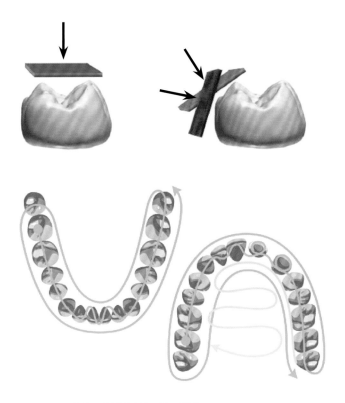

图 1-5-5　咬合面平滑过渡到颊舌侧

图 1-5-6　全牙弓扫描顺序

①扫描二维码
②下载 APP
③注册登录
④观看视频

视频 10　常规取模的
体位和姿势

第二章
二期手术的基本流程
和判断

在种植体骨结合完成后，最终修复前，对于潜入式愈合或半潜入式愈合方式的种植体，需首先进行二期手术，进行软组织成形，使种植体周围形成稳定健康的袖口，为下一步取模修复奠定良好的软组织基础。**那么如何进行二期手术的术前评估？初学者在二期手术中常会出现哪些误差呢？二期手术的术式又有哪些？**本章节将会为大家一一解答。

第一节 ▌如何进行二期手术术前评估

一、足够的骨结合时间

常规种植体植入术后推荐骨结合的时间为 3 个月，种植体植入同期骨增量手术，推荐骨结合的时间至少为 4~6 个月，才能进行二期修复。

二、影像学评估

那么是不是所有的病例达到推荐的骨结合时间，都可以进行常规的二期修复呢？首先让我们看一个病例。

患者 A₂ 的 15 缺失（图 2-1-1），在一期种植手术时，医生 A₂ 对其进行了常规上颌窦提升（图 2-1-2），并同期植入了种植体。术后 4 个月余，患者复查 CBCT，医生在冠状面上观察到种植体周围骨维持良好，无炎症后（图 2-1-3），进行了二期手术和取模（图 2-1-4，图 2-1-5），结果在最终冠修复加紧扭力时，

种植体出现了松动，那么是什么原因造成的呢？ 该医生重新对其 CBCT 进行了分析，看到冠状面上种植体并无异常，**但从矢状面及根尖片进行观察时（图 2-1-6，图 2-1-7），大家觉得有什么问题呢？** 从矢状面上看，发现种植体颈部周围骨质有明显的吸收。该医生在二期前并未注意到这一现象，而是盲目地进行了二期并取模，最终加力时造成了种植体的松动。随后，医生将松动种植体取出，并在去除种植窝内肉芽组织后，重新备洞，植入了直径更大的种植体，以获得良好的初期稳定性（图 2-1-8~ 图 2-1-10）。

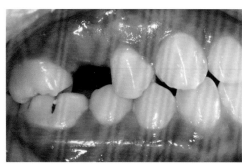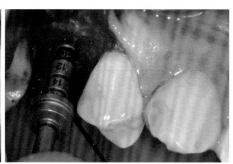

图 2-1-1　术前口内记录

图 2-1-2　深度测量尺探查上颌窦底提升高度

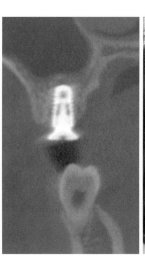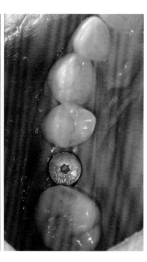

图 2-1-3　15 种植体颊舌向观察：骨量充盈

图 2-1-4　取模前口内愈合基台完全暴露

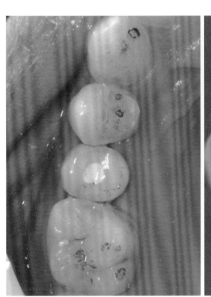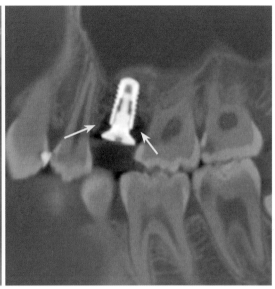

图 2-1-5 冠修复

图 2-1-6 15 牙种植体近远中向观察,种植体周围骨质存在吸收(黄色箭头示)

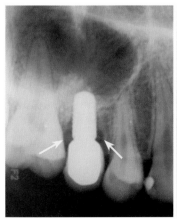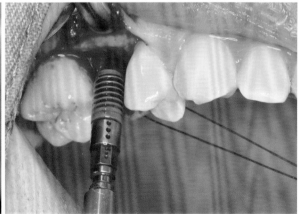

图 2-1-7 根尖片显示种植体周围骨质存在吸收(黄色箭头示)

图 2-1-8 取出松动种植体

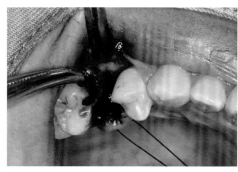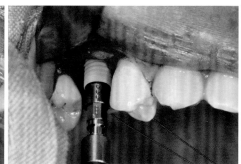

图 2-1-9　去除种植窝内肉芽组织

图 2-1-10　重新植入更大直径的种植体

　　通过上面的病例，我们可以得到这样的教训，种植体骨结合是否完成，除了足够的等待时间外，影像学表现也是其中一个很重要的评价指标。那么，**遇到类似情况，我们应该怎么处理呢？** 让我们再看一个病例。

　　患者 B_2 的 36、46 种植术后 5 个月复查，医生 B_2 对其进行了 CBCT 检查，结果显示 36 和 46 种植体颊舌向周围骨质良好（图 2-1-11，图 2-1-12），但其近远中向周围骨质都有较多吸收（图 2-1-13，图 2-1-14）。面临这样的情况，如果盲目进行常规二期取模，不处理种植体周围骨吸收，则可能出现如第一个病例中所发生的种植体松动，进而造成种植修复失败。

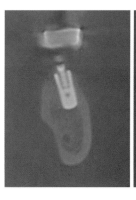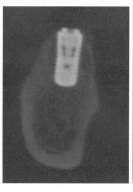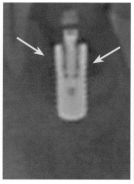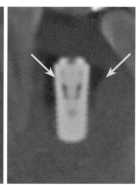

图 2-1-11　36 种植体颊舌向周围骨质尚可

图 2-1-12　46 种植体颊舌向周围骨质尚可

图 2-1-13　近远中向观察 36 种植体周围骨质存在一定吸收（黄色箭头示）

图 2-1-14　近远中向观察 46 种植体周围骨质存在一定吸收（黄色箭头示）

所以，当影像学检查显示种植体周围存在骨吸收，BOP（＋）时，应在完善了牙周基础治疗后，对其进行再生性手术治疗，即对术区进行翻瓣，激光彻底去除种植体周软组织，填入骨粉，恢复种植体周围骨量（图2-1-15~图2-1-19）。**那么再生性手术治疗后效果如何呢？** 通过比较再生性手术治疗后即刻CBCT与术后6个月CBCT，可以发现36和46种植体周围暗影消失（图2-1-20~图2-1-27）。再生性手术术后7个月完成最终修复（图2-1-28~图2-1-31），再生性手术术后18个月，种植体周围软硬组织稳定（图2-1-32~图2-1-35）。

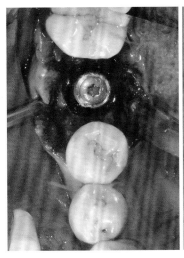
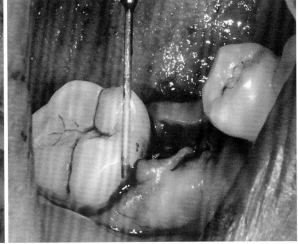

图 2-1-15　翻瓣暴露种植体

图 2-1-16　激光处理感染的种植体表面骨及软组织

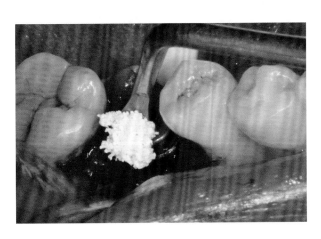

图 2-1-17　填入骨粉

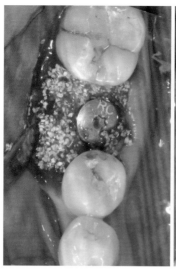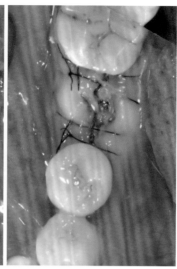

图 2-1-18　种植体周围骨增量

图 2-1-19　间断缝合关闭创口

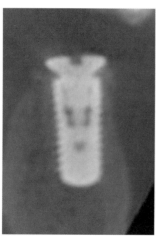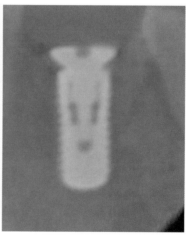

图 2-1-20　激光处理术后即刻:36 种植体冠状面 CBCT 显示种植体周围无低密度影像

图 2-1-21　激光处理术后即刻:36 种植体矢状面 CBCT 显示种植体周围无低密度影像

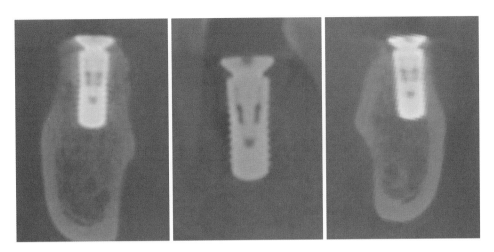

图 2-1-22　激光处理术后即刻：46 种植体冠状面 CBCT 显示种植体周围无低密度影像

图 2-1-23　激光处理术后即刻：46 种植体矢状面 CBCT 显示种植体周围无低密度影像

图 2-1-24　激光处理术后 6 个月，36 种植体冠状面 CBCT 显示种植体周围无骨吸收

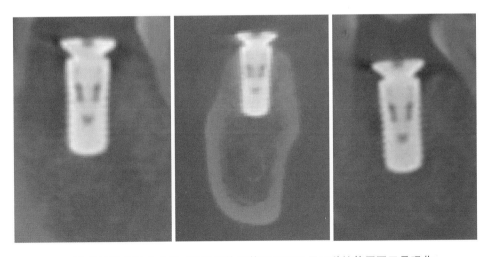

图 2-1-25　激光处理术后 6 个月，36 种植体矢状面 CBCT 显示种植体周围无骨吸收

图 2-1-26　激光处理术后 6 个月，46 种植体冠状面 CBCT 显示种植体周围无骨吸收

图 2-1-27　激光处理术后 6 个月，46 种植体矢状面 CBCT 显示种植体周围无骨吸收

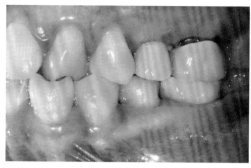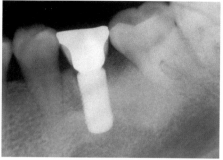

图 2-1-28 激光处理术后 7 个月,36 种植体周围牙周状况良好,完成最终修复

图 2-1-29 激光处理术后 7 个月,36 修复后根尖片显示无明显骨吸收

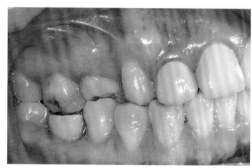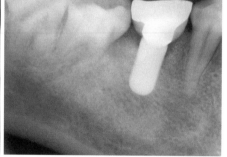

图 2-1-30 激光处理术后 7 个月,46 种植体周围牙周状况良好,完成最终修复

图 2-1-31 激光处理术后 7 个月,46 修复后根尖片显示无明显骨吸收

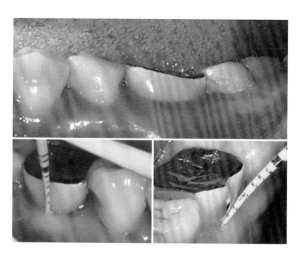

图 2-1-32 激光术后 18 个月,36 种植体周围牙周情况稳定

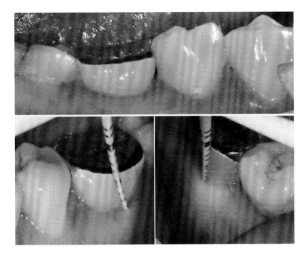

图2-1-33　激光处理术后18个月，46种植体周围牙周情况稳定

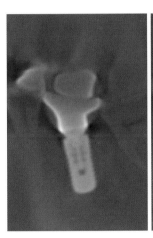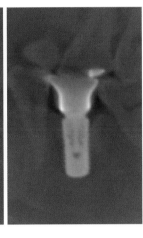

图2-1-34　激光处理术后18个月，36矢状面CBCT显示种植体周围骨量维持良好

图2-1-35　激光处理术后18个月，46矢状面CBCT显示种植体周围骨量维持良好

由此可见，二期前对种植术区进行影像学检查，评估种植体周硬组织状态不可或缺。那么，二期手术前影像学评估的方式有哪些呢？众所周知，目前种植常用的影像学评估主要有根尖片、全口牙位曲面体层片、CBCT（锥形束CT）三种方式，但什么情况下该使用哪种方式，有没有一个客观的标准呢？

首先，让我们回顾一下三种影像学检查的优缺点（表2-1-1）。

表 2-1-1　三种影像学检查的对比

	优点	缺点
根尖片	价格便宜、设备简单、放射剂量低，空间分辨率较高	二维，拍摄范围有限
全口牙位曲面体层片	价格相对便宜、设备相对简单、放射剂量相对较低，可显示上下颌骨、全口牙齿、上颌窦、鼻腔、下颌管等解剖结构	二维，变形、重叠较严重，失真率可达 30%~45%
CBCT	可获得种植体周围三维信息	价格高、设备复杂、放射剂量相对较高、金属伪影较大

　　我们来看一个病例，患者 C_2 的 36 缺失，术前分析术区骨宽度及管嵴距足够，术中常规植入种植体，植入位点理想，对于这种已经明确了患者植体的三维位置信息，且种植体周围骨量充足，无骨增量的情况，术后及二期术前我们采用根尖片复查（图 2-1-36~ 图 2-1-42）。

　　患者 D_2 重度牙周炎，口内多颗牙缺失，余留牙有不同程度松动且无法保留。术中拔除口内松动余留牙，上下颌各植入 6 颗种植体后即刻负重。这种口内多颗种植体植入，且术中无特殊骨增量的情况，我们在术后及二期前采用全口牙位曲面体层片复查，可整体观察种植体的分布及位置关系（图 2-1-43~ 图 2-1-45）。

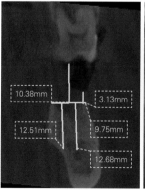 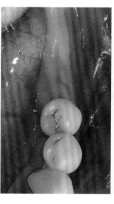 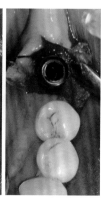 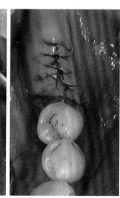

图 2-1-36　术前 CBCT 显示 36 骨宽度及管嵴距足够约 12mm

图 2-1-37　术前口内拾面照

图 2-1-38　术中常规植入种植体，三维位置良好

图 2-1-39　缝合

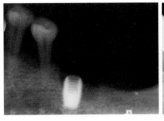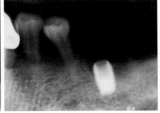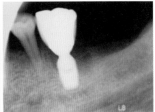

图 2-1-40　术后即刻,种植体位置良好

图 2-1-41　术后 3 个月,种植体周围无明显骨吸收

图 2-1-42　戴牙后,种植体周围骨量维持良好

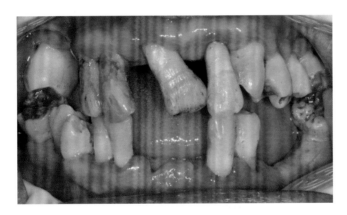

图 2-1-43　术前口内照显示患者重度牙周炎

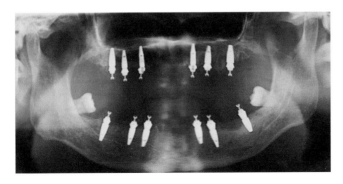

图 2-1-44　术后全口牙位曲面体层片显示植入 12 颗种植体

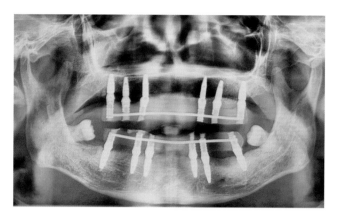

图 2-1-45　二期术前全口牙位曲面体层片

　　患者 E_2 双侧上颌后牙游离缺失，窦嵴距最低处不足 2mm，术中上颌窦提升，同时植入种植体，这种上颌窦内或种植体周围进行大量骨增量的情况，术后及二期术前复查，我们采用 CBCT 复查，可三维分析种植体位置及种植体周围骨的情况（图 2-1-46~ 图 2-1-52）。

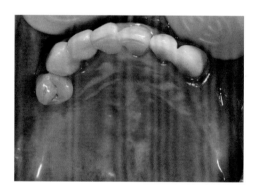

图 2-1-46　术前口内𬌗面照

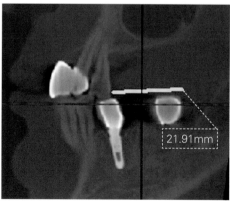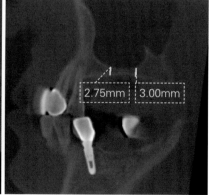

图 2-1-47　术前 15—17 矢状面 CBCT 显示骨量不足

图 2-1-48　术前 24—27 矢状面 CBCT 显示骨量不足

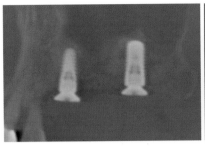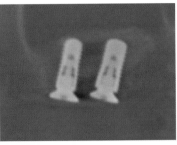

图 2-1-49　术后即刻:15、17 矢状面 CBCT 显示上颌窦提升

图 2-1-50　术后即刻:26、27 矢状面 CBCT 显示上颌窦提升

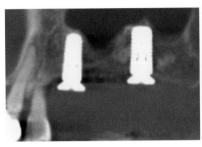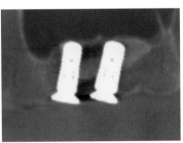

图 2-1-51　二期术前:15、17 矢状面 CBCT 显示上颌窦提升骨量稳定

图 2-1-52　二期术前:26、27 矢状面 CBCT 显示上颌窦提升骨量稳定

三、种植术区软组织评估

患者 F_2 的 21、22 种植术后 5 个月复查,CBCT 显示 21、22 近远中向及 22 唇舌向周围骨质良好(图 2-1-53,图 2-1-54),但是 21 矢状面显示唇侧颈部骨吸收(图 2-1-55)。患者系厚龈型,21、22 为半潜入式愈合,21 牙颈部牙龈稍红肿,牙龈高度尚可,22 周围牙龈无明显异常(图 2-1-56~ 图 2-1-58)。面对这样的情况,我们二期的时候应该怎么处理呢? 需要像上个病例一样,翻瓣、激光处理后植骨,等待 6 个月后再修复吗?

患者 G_2 的 24、26、27 种植术后 6 个月复查,CBCT 显示,24、26、27 近远中向及 26、27 颊舌向周围骨质良好(图 2-1-59~ 图 2-1-61),但是 24 矢状面显示颊侧颈部骨吸收(图 2-1-62)。口内记录显示 24 颊侧有一瘘管(图 2-1-63,图 2-1-64),面对这样的情况,我们二期手术的时候又应该怎么处理呢?

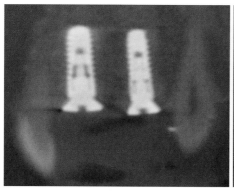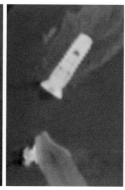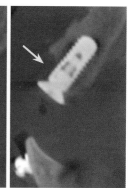

图 2-1-53　21、22 近远中向骨量维持良好

图 2-1-54　22 唇舌向骨量维持良好

图 2-1-55　21 唇侧颈 1/3 骨吸收（黄色箭头示）

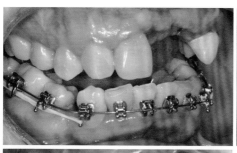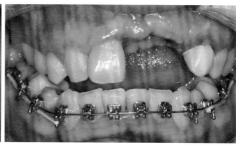

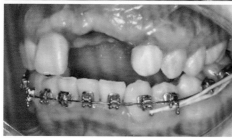

图 2-1-56　右侧面观

图 2-1-57　正面观

图 2-1-58　左侧面观

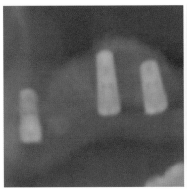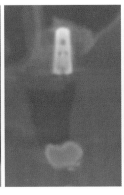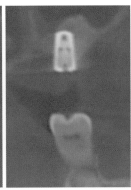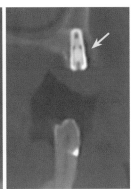

图 2-1-59　24、26、27 近远中向骨量维持良好

图 2-1-60　26 颊舌向骨量维持良好

图 2-1-61　27 颊舌向骨量维持良好

图 2-1-62　24 颊侧见骨吸收（黄色箭头示）

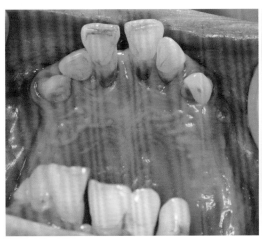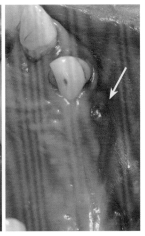

图 2-1-63　口内照

图 2-1-64　口内照 24 颊侧见瘘管（黄色箭头示）

以上第一种情况临床上较常见，尤其是上颌前牙区，骨结合完成后影像学检查发现唇侧颈部存在少量骨缺损，但唇侧丰满度无明显不足，BOP（–），探诊深度正常，角化黏膜宽度充足，且患者美观要求不高，这种情况下，我们结合文献报道，可不做特殊处理，直接常规二期修复，原因如下：①虽然种植体唇侧颈部存在少量骨缺损，但口内唇侧丰满度尚可，软组织无明显炎症，种植体周围软硬组织处于稳定状态，其长期修复效果可以预期；②患者唇侧颈部骨吸收再次行再生性手术治疗，其成骨效果不可预期；③患者无美学抱怨，再次手术对患者来说收益甚微。所以在第一个病例中，医生未做特殊处理，直接取模制作临时牙，减少了患者的就诊和手术次数，同时达到了临床还可以接受的效果（图 2-1-65，图 2-1-66）。

但如果在二期时影像学发现种植体周围骨质维持不佳，同时口内软组织具有炎症表现（如瘘管等），也可以这样置之不理，直接修复吗？ 答案是否定的。这时往往提示种植体周围处于慢性炎症状态，如果不积极处理，炎症继续发展，随之而来的极可能是种植失败。所以在病例 G_2 中，该医生采用翻瓣，激光彻底清理种植体周围炎性组织、暴露的种植体表面及局部软组织瓣，重新植入骨替代材料，及时控制局部炎症（图 2-1-67，图 2-1-68），待局部软硬组织愈合后取模修复。

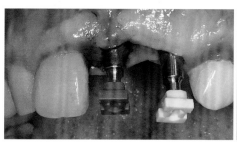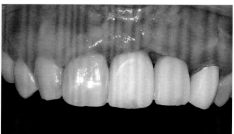

图 2-1-65　直接取模

图 2-1-66　临时冠修复

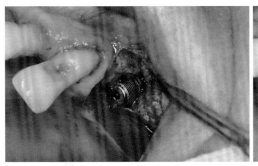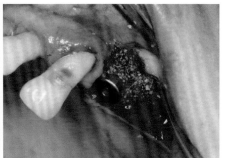

图 2-1-67　切开翻瓣,激光彻底清理种植体周炎性组织

图 2-1-68　重新植入骨替代材料

所以,在等待了足够的骨结合时间,充分分析了影像学信息后,发现种植体周有透射影时,还应该对患者口内软组织的状态进行评估,进而决定我们二期手术的时机和方式。

四、种植术区邻牙状态评估

如果二期术前发现种植体邻近牙齿存在牙体、牙周或根尖周的问题,可以进行二期手术吗?患者 H_2 的 16 种植术后 3 个月,复查 CBCT,发现邻牙14、15 根尖及牙周暗影,且 15 根尖及牙周暗影累及 16 种植牙,16 种植牙颈部有少量骨吸收(图 2-1-69~ 图 2-1-71)。此时如果不处理邻牙,直接进行二期修复,会对种植体的远期预后产生不良影响,甚至造成种植体失败。所以医生 H_2 立刻转诊患者至相应科室,积极处理邻牙问题,待邻牙问题解决后再行 16 种植牙的二期修复,在源头上遏制可能引起种植体失败或预后不佳的因素。

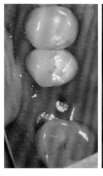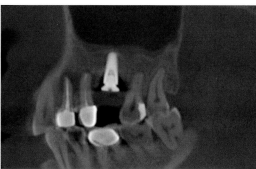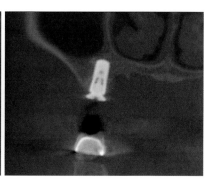

图 2-1-69　口内殆面观软组织未见明显异常

图 2-1-70　CBCT 矢状面显示 14、15 根尖暗影，15 根尖周暗影与 16 种植牙相通

图 2-1-71　CBCT 显示 16 冠状面未见明显骨吸收

综上所述，关于二期手术的术前评估，如图 2-1-72 所示，我们给出如下建议：

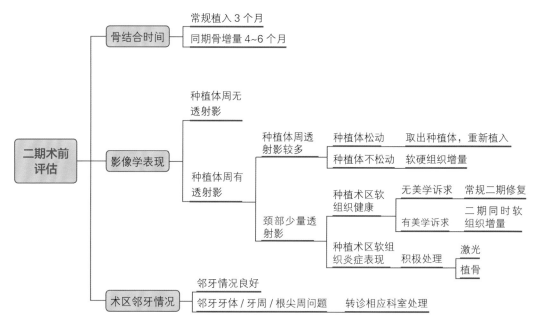

图 2-1-72　二期术前评估流程图

第二节 ▍二期手术术中的常见问题和防范

上一节中我们通过大量的病例向大家展示了二期手术术前评估的一些注意事项。那么，在二期手术术中的具体操作中，我们容易出现什么问题呢？

一、术式选择误差

相信大家都有这样一个疑问，对于需要进行二期手术的患者，在进行二期手术时，应该选择什么样的术式？是采用平分角化黏膜切口、偏舌腭侧切口，还是嵴顶正中切口呢？如果切口误差会有什么样的问题呢？我们将通过以下几个病例向大家展示可能遇到的问题，以期为初学者的临床操作提供参考。

以下两个病例均为单颗后牙种植术后，颊侧黏膜均略微向内凹陷，存在丰满度不足的问题，二期手术由不同的临床医生完成，但两位医生均没有对颊侧丰满度不足的问题引起重视，均选择了嵴顶正中切口（图 2-2-1~ 图 2-2-3，图 2-2-5~ 图 2-2-7），那选择了嵴顶正中切口会导致什么样的后果呢？我们可以看到二期术后 2 周，两个病例均没有改善颊侧丰满度不足的问题，反而增加了修复后牙冠颊侧根方食物残留的风险（图 2-2-4，图 2-2-8）。

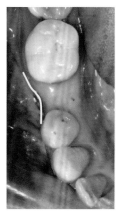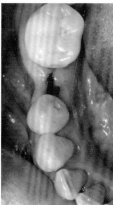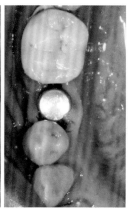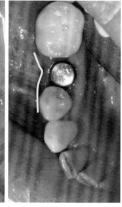

图 2-2-1　45 种植体二期术前,颊侧丰满度欠佳(黄线示)

图 2-2-2　45 种植体牙槽嵴顶正中切口

图 2-2-3　更换愈合基台

图 2-2-4　术后 2 周,颊侧丰满度无改善(黄线示)

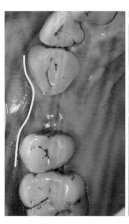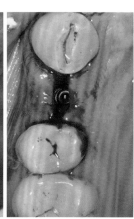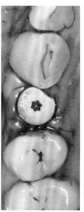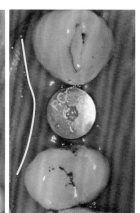

图 2-2-5　14 种植体二期术前,颊侧丰满度欠佳(黄线示)

图 2-2-6　14 种植体牙槽嵴顶正中切口

图 2-2-7　更换愈合基台

图 2-2-8　术后 2 周,颊侧丰满度无改善(黄线示)

后面两个病例同样是单颗后牙种植术后，颊侧黏膜丰满度不足，二期手术时医生选择了偏舌侧切口，最后患者颊侧丰满度不足的问题得到了改善（图2-2-9~图2-2-12，图2-2-13~图2-2-16）。所以，对于这种唇颊侧丰满度少量不足的病例，在二期手术中我们可以采用稍偏舌腭侧的切口来改善唇颊侧的丰满度。

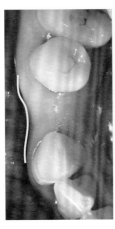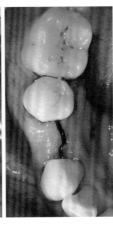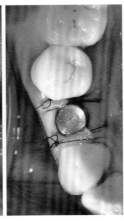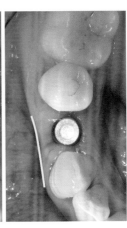

图 2-2-9　44 种植体二期术前,颊侧丰满度欠佳(黄线示)

图 2-2-10　44 种植体牙槽嵴顶偏舌侧切口

图 2-2-11　更换愈合基台后缝合(颊侧 L 形瓣辅助关闭伤口)

图 2-2-12　术后 2 周,颊侧丰满度得到改善(黄线示)

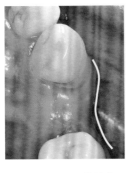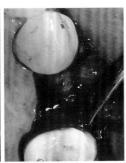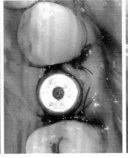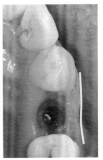

图 2-2-13　24 种植体二期术前,颊侧丰满度欠佳(黄线示)

图 2-2-14　24 种植体牙槽嵴顶偏腭侧切口

图 2-2-15　更换愈合基台后缝合

图 2-2-16　术后 2 周,颊侧丰满度得到改善(黄线示)

①扫描二维码
②下载 APP
③注册登录
④观看视频

①扫描二维码
②下载 APP
③注册登录
④观看视频

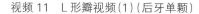

视频 11　L 形瓣视频(1)(后牙单颗)　　　　视频 12　L 形瓣视频(2)(前牙连续缺失)

　　我们再来看另一位患者 I_2，其 14、16 种植术后半年，二期手术时发现颊侧角化黏膜不足，丰满度欠佳，医生 I_2 采用偏腭侧切口，以期增加患者颊侧角化黏膜宽度，同时改善颊侧丰满度，但术后颊侧丰满度的恢复并不理想，且术中出现了种植体间软组织瓣关闭困难的问题（图 2-2-17~ 图 2-2-20）。**为什么医生 I_2 在发现颊侧角化黏膜不足，丰满度欠佳的情况下，采用了之前推荐的偏腭侧切口，术后仍出现了颊侧丰满度及角化黏膜宽度恢复不理想的情况呢？**

　　分析其原因是该医生错误地估计了患者颊侧丰满度不足的程度。针对这种颊侧丰满度严重不足的情况，仅采用偏腭侧切口，很难有效地恢复其唇颊侧丰满度及角化黏膜宽度，而且更换愈合基台后，种植体间的桥体处会出现间隙，不做特殊转瓣的话很难关闭。这种情况下，笔者推荐采用腭侧半厚瓣的方法（本章第三节对该术式有详细介绍），既可以有效解决唇颊侧丰满度不足的问题，增加唇颊侧角化黏膜的宽度，同时还能关闭种植体间软组织缺损（图 2-2-21~ 图 2-2-24）。所以，我们在二期手术前，应正确分析术区软组织状态，根据局部丰满度及角化黏膜缺损的程度，选择正确的术式，才能达到想要的效果。

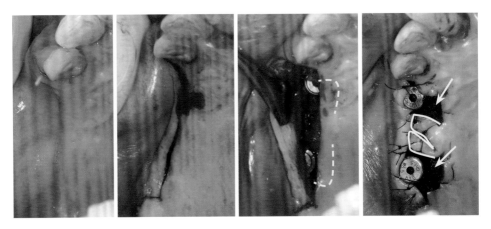

图 2-2-17　14、16 种植术区二期术前，颊侧丰满度及角化黏膜严重不足

图 2-2-18　14、16 种植术区偏腭侧切口

图 2-2-19　翻瓣暴露种植体（黄色虚线示拟行 L 形转瓣的切口）

图 2-2-20　种植体间软组织瓣关闭困难，腭侧 L 形瓣辅助关闭，腭侧软组织缺损区可吸收性明胶海绵覆盖（黄色箭头示）

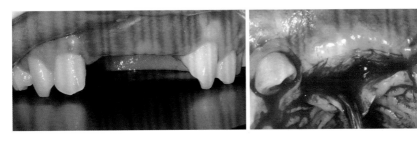

图 2-2-21　12-22 种植二期术前，唇侧丰满度及角化黏膜严重缺损

图 2-2-22　腭侧半厚切口

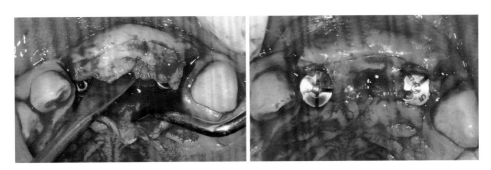

图 2-2-23　翻起腭侧结缔组织瓣，暴露种植体

图 2-2-24　更换愈合基台，唇侧丰满度及角化黏膜宽度得到明显改善

二、切口误差

患者 J_2 的 15 种植术后 4 个月余，口内愈合基台未暴露，拟进行二期手术，口内检查可见患者颊侧丰满度欠佳（图 2-2-25），那么医生 J_2 在观察到这个问题后计划采用偏腭侧切口的方法恢复其颊侧丰满度，该医生在完成切口制备后，对切口进行了检查，可以看到切口远中位于腭侧，但在往近中的过程中逐渐回到了正中（图 2-2-26），究竟是什么原因导致了这类问题？我们又应如何避免呢？

这一问题的主要根源在于医生的视觉偏差。在二期手术过程中，许多医生习惯位于患者的右前方进行操作，并非完全从正颊侧观察，存在从前向后的角度偏倚，从而造成了切口的偏斜（详见本系列丛书《口腔种植的精准植入技巧——如何避免种植手术的毫米级误差》的第一章）。

因此在二期手术中，我们应该尽量从正颊侧观察，尽量牵拉口角，尽可能提供良好的视野。对于初学者，可以通过刀尖或龙胆紫进行连续定点，利用口镜等变换角度观察定点位置并进行调整。此时再沿定点做切口，即可避免偏斜。

那么切口出现偏斜会有什么影响呢？我们对比了患者二期术前及戴牙前的口内记录，可以看到患者颊侧丰满度并没有得到恢复（图 2-2-27，图 2-2-28）。若切口得当，其颊侧丰满度应该可以得到一定程度恢复，从而避免或减轻患者在行使功能的过程中出现 15 下方食物堆积的情况。

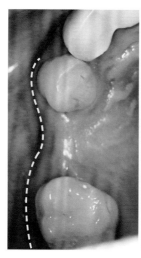
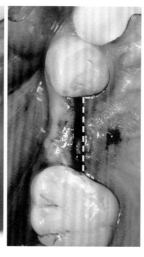

图 2-2-25　15 颊侧丰满度欠佳（黄线示）

图 2-2-26　二期手术切口（黄线示）

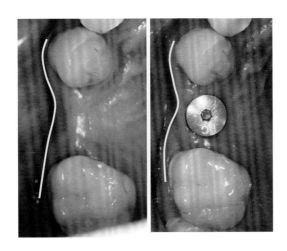

图 2-2-27　二期术前颊侧丰满度欠佳（黄线示）

图 2-2-28　戴牙前颊侧丰满度未见明显改善（黄线示）

但需要注意的是，舌腭侧切口的位置最远不能超过愈合基台的边缘，否则无法很好地关闭创口。**那么如果错误估计了愈合基台的范围，切口过于偏舌腭侧，会有什么样的后果呢？**

如图 2-2-29~ 图 2-2-31 所示，患者 K_2 的 26、27 行种植及上颌窦提升术后 4 月余，放置 7.0mm × 2.5mm 的窦提升基台。二期取模时检查可见 26 窦提升基台近远中被黏膜部分覆盖，27 窦提升基台被完全覆盖。医生 K_2 在发现颊侧角化黏膜较少，丰满度不足后，选择了偏腭侧切口，但错误估计了愈合基台的腭侧边缘，其切口位于愈合基台的腭侧，更换愈合基台后，腭侧软组织无法拉拢缝合，**那么对于这个问题我们应该如何避免呢？**我们首先需要权衡角化黏膜的宽度，如果颊侧的角化黏膜较少，则选择偏腭侧切口。同时需要根据患者的手术记录及影像学资料判断种植体的位置，合理设计切口偏腭侧的范围。

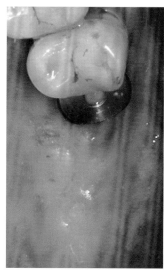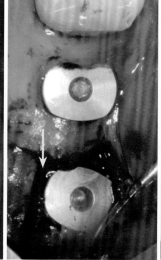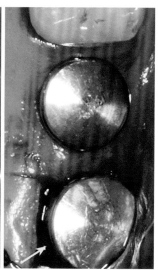

图 2-2-29　26、27 二期术前,27 窦提升基台完全被黏膜覆盖

图 2-2-30　切开翻瓣暴露 27 窦提升基台(黄色箭头示)

图 2-2-31　更换愈合基台后缝合,腭侧软组织未与愈合基台接触(黄色箭头示)

三、愈合基台选择误差

二期手术时需更换愈合基台,那么愈合基台的选择标准是怎样呢? 愈合基台选择不当又会有怎样的影响呢?

　　我们来看这样一个病例:患者 L_2 的 15 种植术后 4 月余,影像学、口内检查均提示已达到修复时机。医生 L_2 在二期手术时更换了较低穿龈的愈合基台,取模时发现部分愈合基台被周围软组织覆盖(图 2-2-32),**这样的愈合基台选择是否合适呢? 如果在此基础上进行后期修复会有怎样的弊端呢?** 我们可以看到,未完全穿龈的愈合基台所塑形的牙龈袖口上部缩窄,实际较愈合基台窄小,在旋出愈合基台时会形成软组织阻力(图 2-2-33)。若在此基础上进行最终修复,牙冠将因软组织阻力过大,就位困难,患者可能会出现挤压不适,甚至疼痛,因此在取模后,该医生更换了穿龈较高的愈合基台进行矫正(图 2-2-34)。

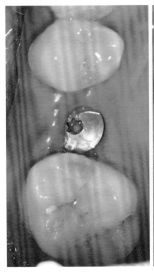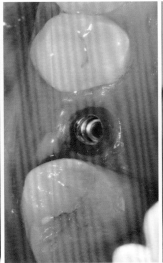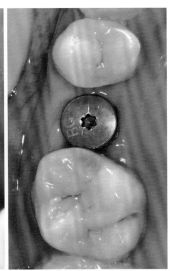

图 2-2-32　软组织覆盖愈合基台

图 2-2-33　龈袖口缩窄

图 2-2-34　更换高穿龈愈合基台

　　从上述病例我们可以看出，愈合基台的高度选择不当，会影响最终修复体的戴入。那么下面这个病例又有什么问题呢？

　　这是一例转诊病例：患者 15、16 种植术后 4 个月余，影像学、口内检查均提示已达到修复时机（图 2-2-35，图 2-2-36）。

　　该医生对 15、16 位点进行了二期手术，更换了愈合基台。愈合一段时间后，意想不到的事情发生了，16 种植体在准备取模时松动脱落了，CBCT 显示不仅 16 区的骨质破坏，17 天然牙近中的骨质也出现了明显的吸收（图 2-2-37~图 2-2-42）。在二期术后仅仅 2 周的时间，16 种植体周围和 17 近中的牙槽骨去哪里了？是什么原因造成种植体周围出现了感染，不仅导致种植体脱落，而且对邻牙也造成了严重的破坏呢？为什么会造成如此严重的后果呢？

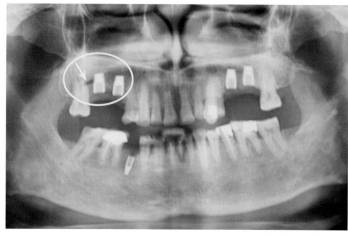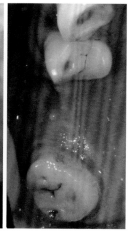

图 2-2-35　术后 4 个月全口牙位曲面体层片显示：15、16 骨结合良好（黄圈示），16 种植体与 17 之间距离安全，骨壁完整（黄色箭头示）

图 2-2-36　口内检查见 15、16 软组织健康

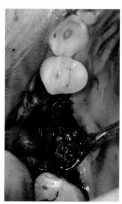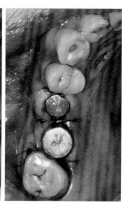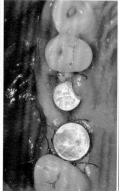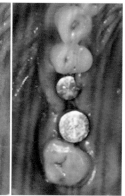

图 2-2-37　切开翻瓣暴露术区，可见 16 种植体周围骨壁完整

图 2-2-38　更换愈合基台并缝合

图 2-2-39　二期术后 1 周拆线，可见患者口腔卫生欠佳，创面愈合不佳

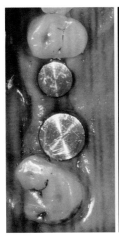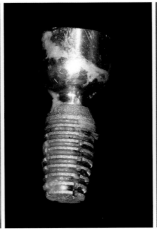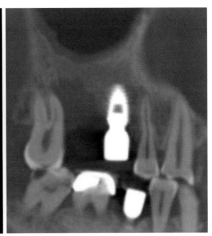

图 2-2-40　拆线后 2 周,取模前口内检查可见:16 区软组织仍略微红肿,触之疼痛

图 2-2-41　在取下愈合基台时,种植体脱落

图 2-2-42　CBCT 显示 16 区大量的放射线透射区,蔓延至 17 近中根尖处

　　笔者分析种植体的脱落主要是由以下原因造成的:首先,在二期手术时,该医生希望能尽量撑开种植体周围的黏膜,更换了一个过大直径的愈合基台,其直接接触邻牙,破坏了邻牙的牙周附着,侵犯了天然牙的生物学宽度,导致种植体愈合基台和天然牙之间出现了微渗漏,引发进行性的骨吸收。其次,在二期手术时,由于愈合基台的直径过大,导致 16 与 17 之间的创面未能完全关闭,同时患者术后由于疼痛未能充分地清洁该区域,此处有大量食物残渣堆积,炎症向深部蔓延至骨面。不良的边缘封闭合并大量的不良刺激,大大加速了炎症进展和破坏的程度,最终导致种植体周围及天然牙牙槽骨出现大范围的骨吸收。

　　该患者转诊后,我们对 16 位点进行了处理(图 2-2-43~图 2-2-47)。切开翻瓣,龈下刮治器刮治 17 近中面,激光处理 17 及其周围组织,EDTA 处理暴露牙根表面的玷污层,同时进行 GBR 骨增量手术,计划 4 个月后再次进行种植手术。

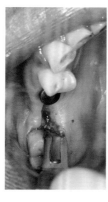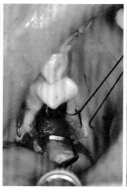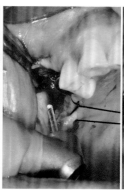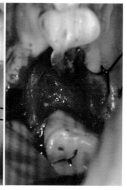

图 2-2-43　切开翻瓣，刀片尖端部分约 10mm 完全陷入 17 近中牙周袋

图 2-2-44　龈下刮治器处理 17 近中面

图 2-2-45　激光处理 17 及其周围组织，彻底去除感染组织（右图为处理完成的根面）

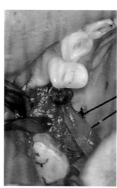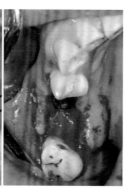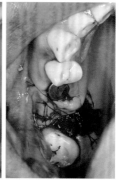

图 2-2-46　骨增量处理：将胶原膜置于腭侧黏膜下，填入骨粉，覆盖胶原膜至颊侧黏膜下

图 2-2-47　转腭侧黏膜半厚瓣至 16 创面，腭侧供区覆盖可吸收性明胶海绵，缝合关闭创面

从该病例我们可以总结出如下经验，愈合基台的直径选择也非常重要，一方面愈合基台需要撑开牙龈；另一方面，根据文献报道，笔者建议愈合基台和天然牙之间最好有 1.5mm 以上（至少需要有 1mm）的距离，愈合基台和愈合基台之间最好有 3mm 以上（至少 2mm）的距离。

因此，选择合适的愈合基台亦是种植取模不可忽视的一步。**那么应该如何选择正确的愈合基台呢？** 由于不同种植系统的愈合基台设计不同，需根据各系统特点进行选择。目前，常用种植系统的愈合基台设计可分为四类：圆柱形愈合基台（图 2-2-48）、锥形愈合基台（图 2-2-49）、复合形愈合基台（上部为圆柱形端部，下部为锥形穿龈部分，图 2-2-50）和个性化愈合基台（图 2-2-51）。

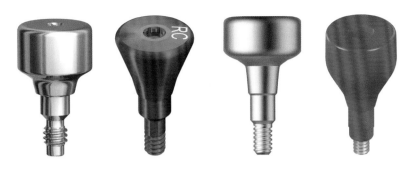

图 2-2-48　圆柱形愈合基台

图 2-2-49　锥形愈合基台

图 2-2-50　复合形愈合基台

图 2-2-51　个性化愈合基台

1. 圆柱形愈合基台　端部直径一致，呈柱状，且不同型号愈合基台穿龈高度一致，因此可根据穿龈深度选择合适高度的愈合基台。在使用圆柱形愈合基台的种植系统中，二期手术时应充分去除妨碍愈合基台就位的骨组织阻力，以免造成愈合基台未完全就位的情况，影响最终修复体的戴入。**那么如何判断愈合基台是否完全就位呢？** 临床上术者的手感可以辅助判断，根尖片可明确检查其就位情况（图 2-2-52）。

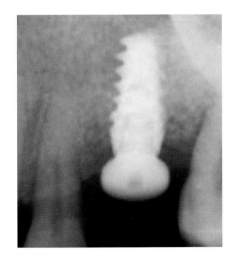

图 2-2-52　根尖片检查愈合
基台完全就位

术者的手感常常可以通过如下方法进行判断：一旦手拧紧愈合基台后，等待片刻（通常30秒以上），若还能再次用手拧紧，愈合基台可以进一步轻微旋入，则说明愈合基台未完全就位，此时建议排查软硬组织阻力等因素。

2. 锥形愈合基台　上宽下窄，软组织在愈合基台的不同高度成形，所形成的牙龈袖口直径也不同。**因此在更换锥形愈合基台时，需要注意愈合基台与周围软组织的关系，那么怎样的关系是可以接受的呢？**

（1）近中平齐龈缘，远中略高于龈缘（图2-2-53）；

（2）近中略低于龈缘，远中平齐龈缘（图2-2-54）；

（3）近远中均平齐龈缘，这是最理想的情况（图2-2-55）。

锥形愈合基台的更换原则：愈合基台的边缘高度平齐龈缘位置，以基台的最大直径处进行软组织塑形。选择过高或者过低的锥形愈合基台均达不到最佳的软组织塑形效果。为使大家更易理解，我们来看两个病例。如图2-2-56~图2-2-58所示，患者 M_2 在使用4mm高度的愈合基台时，口内可见远中平齐龈缘，**近中大部分却被软组织所覆盖，这样的愈合基台能否满足要求呢？** 如我们前面所提到的，愈合基台被龈缘覆盖，会造成牙龈袖口未能在最大直径撑开，导致后期戴牙的软组织阻力增大，此时需更换成6mm高度的愈合基台，愈合基台近中平齐龈缘，远中稍高出龈缘约1mm，方能满足要求。

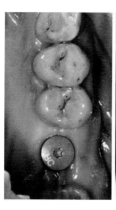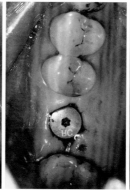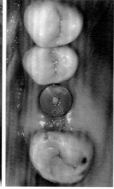

图 2-2-53　愈合基台近中平齐龈缘，远中略高于龈缘

图 2-2-54　愈合基台近中略低于龈缘，远中平齐龈缘

图 2-2-55　愈合基台近远中均平齐龈缘

在另外一个病例 N_2 中，如图 2-2-59，图 2-2-60 所示，患者 16 种植术后 4 月余，进行后期修复。该医生 N_2 行二期时更换了过高的愈合基台，从殆面观看似良好，当我们从颊侧观察时，发现愈合基台实际高出龈缘 2mm 左右，这样显然不是最佳选择，那么会带来怎样的弊端呢？首先，其软组织未达到最大程度的撑开，龈袖口将比愈合基台直径小，会造成后期戴牙时软组织阻力增大；二是愈合基台伞状边缘与牙龈之间的空间易堆积食物，患者不易清洁，进而可能产生局部炎症。因此更换锥形愈合基台时需根据软组织的情况，选择合适的高度。

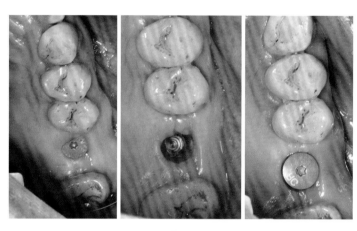

图 2-2-56　D6mm×H4mm 愈合基台，近中软组织覆盖，远中平齐龈缘

图 2-2-57　取下愈合基台后，龈袖口呈缩窄状

图 2-2-58　更换为 D6mm×H6mm 高度的愈合基台，愈合基台近中平齐龈缘，远中稍高出龈缘约 1mm

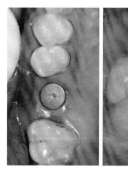
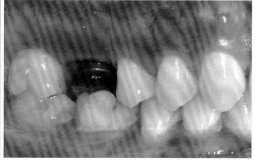

图 2-2-59　更换愈合基台，殆面观未见明显异常

图 2-2-60　颊侧观，愈合基台边缘明显高于龈缘，未能充分撑开牙龈袖口

3. 复合形愈合基台　由圆柱形的端部和锥形的穿龈结构两部分组成。愈合基台的端部用于牙龈袖口的成形，因此在更换愈合基台时可选择端部高度合适的愈合基台，进一步成形牙龈，这里我们用一个示意图解释说明（图2-2-61）。

4. 个性化愈合基台　由PEEK等聚合物制成，方便调磨，可进行个性化的软组织塑形。我们可以通过一个病例具体了解个性化愈合基台的制作（图2-2-62~图2-2-69）。

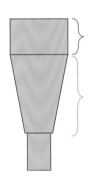

图2-2-61　复合基台组成：端部塑形龈袖口（红框示），锥形为穿龈部分（绿框示）

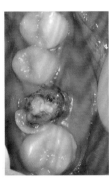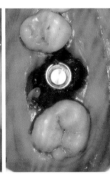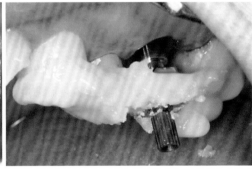

图2-2-62　26计划进行即刻种植，设计个性化愈合基台关闭创面

图2-2-63　种植体植入后，拔牙窝与种植体间隙内需植入骨替代材料

图2-2-64　术中转移种植体的位置和方向

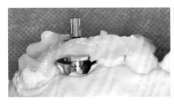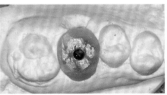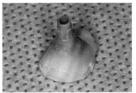

图2-2-65　将种植体的位置和方向复制到模型上

图2-2-66　按照术前复制的拔牙前情况，制作个性化愈合基台

图2-2-67　制作完成的个性化愈合基台

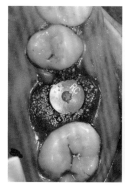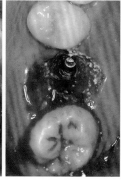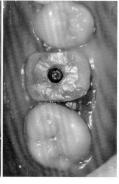

图 2-2-68　在常规愈合基台基础上填入骨替代材料

图 2-2-69　更换个性化愈合基台关闭创口

四、种植体周围骨阻力未完全去除

患者 O_2 的 46、47 种植术后半年，常规二期手术、取模，戴牙时去除邻牙阻力及软组织阻力后，发现牙冠仍无法就位，是什么原因导致的呢？让我们回过头来从手术开始说起，患者 46 种植时因颊侧骨量不足，同期行了颊侧骨增量；47 即刻种植，为了获得足够的修复空间，种植体深埋 2mm，同时牙槽窝内骨壁与种植体间隙内植入骨替代材料（图 2-2-70~ 图 2-2-73）。

二期手术时影像学显示种植体周围无骨吸收，骨增量效果良好，46、47 种植体间及 47 种植体远中骨高度高于种植体颈部（图 2-2-74），但此时医生 O_2 并未引起重视。常规二期、取模（图 2-2-75~ 图 2-2-78），戴牙时在去除了邻牙及软组织阻力后仍无法就位的情况下（图 2-2-79），才仔细分析二期时的 CBCT，发现种植体周围存在骨阻力，故重新翻瓣，去除骨阻力后，牙冠才顺利就位（图 2-2-80）。此时相当于让患者再次经历了一次二期手术，增加了患者创伤，同时也增加了医生的戴牙难度和操作时间。

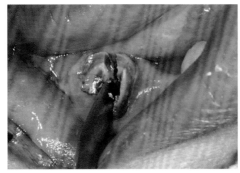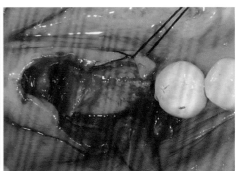

图 2-2-70　47 术前分根

图 2-2-71　拔除 47

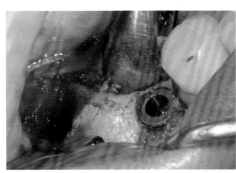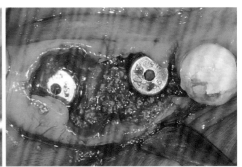

图 2-2-72　46、47 植入种植体,46 颊侧少量螺纹暴露,47 深埋 2mm

图 2-2-73　46 颊侧、47 牙槽窝内植入骨替代材料

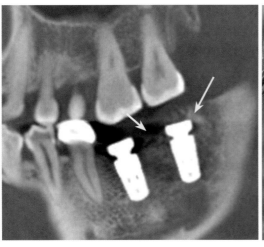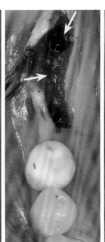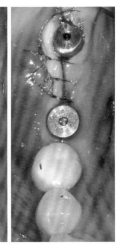

图 2-2-74　二期时,CBCT 显示 46、47 间及 47 远中骨高于种植体颈部(黄色箭头示)

图 2-2-75　二期翻瓣未去除种植体周围多余骨质(黄色箭头示)

图 2-2-76　更换愈合基台

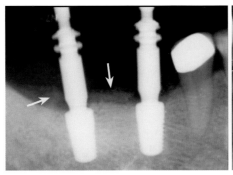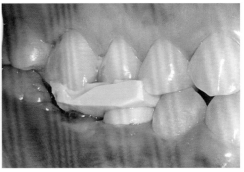

图 2-2-77　开窗取模，根尖片显示转移体到位（黄色箭头示种植体周围骨质高于种植体水平）

图 2-2-78　取咬合记录

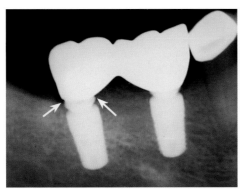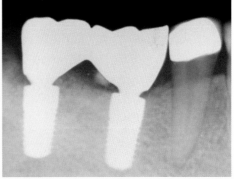

图 2-2-79　戴牙时根尖片显示牙冠未就位（黄色箭头示牙冠与基台间缝隙）

图 2-2-80　去除骨阻力后，牙冠完全就位

　　那怎么避免这种情况的出现呢？在二期手术前，医生应认真回顾患者手术过程，仔细分析二期手术前的影像学资料，当发现种植体周围骨高度高于种植体颈部，预判取模、戴牙可能出现骨阻力时，二期手术翻瓣后应充分去除多余骨质。

　　那又如何判断种植体周围骨阻力完全解除了呢？在临床上我们的一般做法如下：①利用种植系统对应的最接近最终修复体穿龈轮廓的愈合基台辅助判断。针对圆柱形愈合基台，建议选择最大直径；针对复合型愈合基台，建议选择最低穿龈高度和最大端部直径。②锥形愈合基台因其穿龈轮廓为锥形，根方细窄，与最终修复体穿龈轮廓相差甚远，则相对很难辅助判断骨阻力的去除情况，此时，二期术中应采用最低穿龈愈合基台，辅助判断去除颈部多余骨。③利用根尖片、CBCT 等影像学信息辅助判断。

五、创口关闭及缝合方式误差

1. 缝线选择误差　选择合适的缝线，对二期手术的效果，尤其是特殊的二期术式，如涉及软组织增量、角化黏膜移植的病例，其作用也不可忽视。二期手术所用缝线需具有高度的组织相容性，且愈合过程中不易累积牙菌斑。推荐使用不可吸收的单股缝线，缝线尺寸以 5-0 和 6-0 为宜。不推荐使用多股缝线，其表面结构粗糙，容易造成食物残渣和菌斑的堆积。

2. 创口关闭方式误差　二期手术时，创口关闭方式不当也会影响最终的修复效果。首先，我们来看这样一个病例：患者 P_2 的 24 区种植术后，经评估进入二期操作流程。原愈合基台完全被软组织覆盖，且 24 区颊侧丰满度欠佳（图 2-2-81），**对于这样的病例应该如何做二期处理呢？** 该医生设计了偏腭侧切口（图 2-2-82），暴露术区，更换愈合基台后直接间断缝合关闭创口（图 2-2-83，图 2-2-84）。大家觉得整个过程有什么问题呢？该医生在关闭创口时，创口近中并未能完全拉拢闭合，没有达到关闭创口的目的。

那么正确的做法应该是怎样的呢？ 对于上述患者，可考虑作 L 形转位瓣关闭创口。而 **L 形转位瓣又该如何设计呢？** 我们来看这样一个病例，患者 Q_2 的 21 种植体唇侧丰满度欠佳，在进行了偏腭侧切口，更换愈合基台后，出现了同上一病例相似的情况，医生 Q_2 发现间断缝合无法完全关闭创口，因此进行了 L 形转位瓣缝合，顺利关闭了创口（图 2-2-85~ 图 2-2-88）。

我们在临床操作中，也常采取 8 字缝合的方式，来更好的固定 L 形转瓣。如图 2-2-89 所示，我们在修复前拔除了阻生的第三磨牙，并于同期行二期手术更换愈合基台。这里采用了 8 字缝合的方式来固定种植体间的软组织瓣及拔牙窝处覆盖的可吸收性明胶海绵，达到了更好的创口关闭效果。

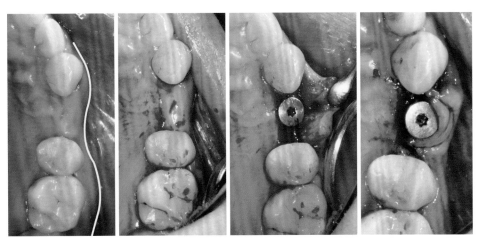

图 2-2-81　二期术前口内照显示颊侧黏膜凹陷（黄线示）

图 2-2-82　选择偏腭侧切口

图 2-2-83　翻瓣

图 2-2-84　口内缝合

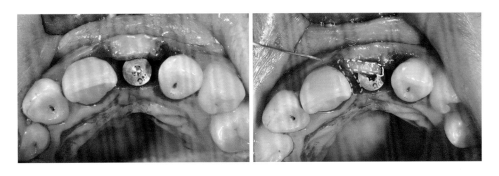

图 2-2-85　偏腭侧切口，间断缝合无法完全关闭创口

图 2-2-86　预估愈合基台近中软组织的缺损情况（绿线示），并在唇侧进行相同长度和宽度的黏膜瓣制备（黄线示），形成了近中带蒂的乳头瓣

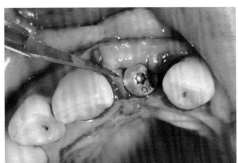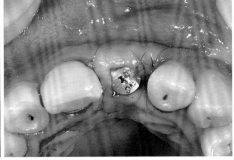

图 2-2-87　将乳头瓣转向近中

图 2-2-88　关闭创口

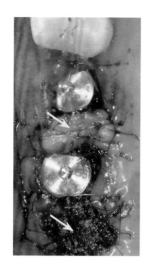

图 2-2-89　采用 8 字缝合（黄色箭头示）固定 L 形黏膜瓣及可吸收性明胶海绵

六、联合误差

以上我们分类阐述了二期手术中常见的各种误差，**那么在二期手术时多种误差的叠加，又会对最终的修复带来什么影响呢？** 我们来看这样一个病例（图 2-2-90~ 图 2-2-92）。

我们来总结一下该医生在此次二期手术中出现的误差：

（1）切口设计误差：该医生在这里进行了一个 U 形切口的设计，但是由于操作不当，并未能实现在近中保护龈乳头的作用，**那么正确的操作是怎样的呢**（图 2-2-93）？

（2）愈合基台选择误差（图 2-2-94）。

（3）创口关闭误差（图 2-2-95）。

对于上述种植体完全潜入愈合，无法明确判断种植体的位置和方向时，采用 U 形切口配合唇侧卷入技术，可能会造成以上误差。笔者一般采用第五点中介绍的偏腭侧切口配合 L 形转瓣的处理方法。**那么，什么情况下更适合采用上述术式呢？** 我们再来看下面一个病例（图 2-2-96~ 图 2-2-99）。

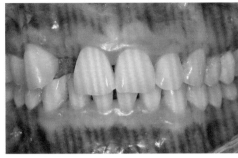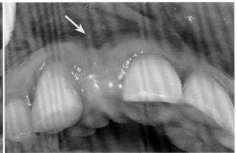

图 2-2-90　外院转诊患者,因种植体周围反复瘘管感染,行激光手术治疗完成,现进入二期阶段,其唇侧根方凹陷(黄色箭头示)

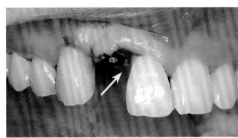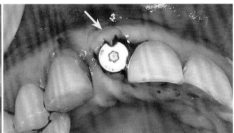

图 2-2-91　二期处理时,该医生进行了偏腭侧的小翻瓣处理,但是由于处理不当,导致邻牙的远中根面暴露(左图箭头示);唇侧愈合基台上的悬突(右图箭头示)

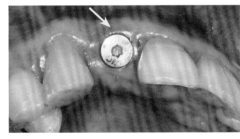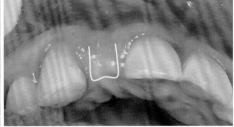

图 2-2-92　2 周愈合期后,患者唇侧仍存在凹陷(黄色箭头示)

图 2-2-93　U 形切口,在设计时,近远中为保护龈乳头的垂直切口需要距离保证邻牙至少1mm 的软组织,以保护龈乳头的生长;水平切口位置应在牙槽嵴顶偏腭侧设计

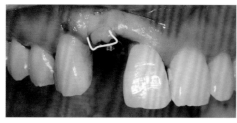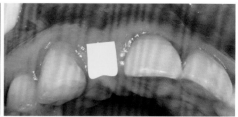

图 2-2-94　可见旋入愈合基台后,该医生设计的 U 形切口被整个带向远中,近中的软组织也一起被带向远中,导致了 11 根面的暴露,**为什么会出现这种情况呢?** 由于该医生选择了顶端 4.8mm 直径的愈合基台,不仅张力大,而且愈合基台与邻牙之间距离过近,会影响邻牙的龈乳头,甚至引起根面暴露,故建议此处更换为顶端 3.6mm 直径的愈合基台,保证其与邻牙的距离

图 2-2-95　由于上述两个误差,该医生已无法进行缝合处理,正确的做法是在切口设计正确,更换小直径的愈合基台后,将唇侧黏膜瓣去角化后,卷入并缝合固定

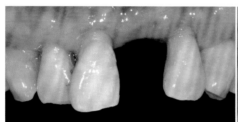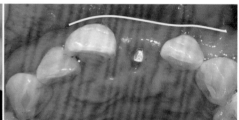

图 2-2-96　21 种植术后 6 个月,需行二期手术,其软组织健康,21 区唇侧轮廓轻微凹陷(黄线示)

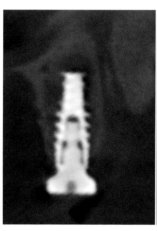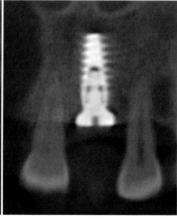

图 2-2-97　CBCT 显示骨结合良好

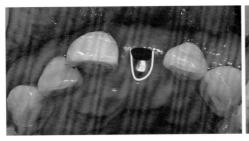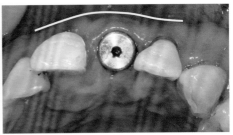

图 2-2-98　患者愈合基台部分暴露,医生采用 U 形切口(黄线示)形式的小翻瓣,将唇侧黏膜瓣(红色区域)去角化后卷入唇侧

图 2-2-99　更换愈合基台后,21 区唇侧轮廓与邻牙一致(黄线示)

以上了解了有关二期手术常见的六类误差及防范措施后,在进行二期处理时,**我们的常规操作流程又是怎样的呢?**下面我们以一个美学区的种植病例来做介绍(图 2-2-100~ 图 2-2-102),患者 R_2 通过 21、23 两颗种植体来修复未来三颗牙冠。种植体植入同期骨增量术后 6 个月通过 CBCT 和口内检查分析,种植体骨结合良好,种植体周围无骨吸收,种植体唇侧骨壁均完整;口内检查见缺牙区软组织健康,但唇侧丰满度不足,牙槽嵴顶呈凹陷状。

我们判断该患者符合进行二期手术的时机,那么二期手术如何操作,才能改善其唇侧丰满度呢?由于每位医生都有不同的临床操作习惯和特点,均可以达到很好的二期效果,下面我们仅提供一些临床建议。对于该患者,为了改善美学效果,增加缺牙区唇侧的丰满度,我们的处理方法是采取腭侧半厚瓣技术,不仅改善了唇侧的轮廓,也增加了桥体下软组织的量,为未来的美学修复效果打下基础(图 2-2-103~ 图 2-2-106)。

最后,我们用一个操作流程图(图 2-2-107),来展示常规二期手术的标准操作流程。

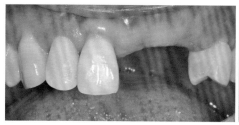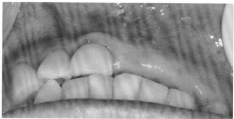

图 2-2-100　美学区连续缺失的种植病例进入二期流程

图 2-2-101　唇侧丰满度欠佳

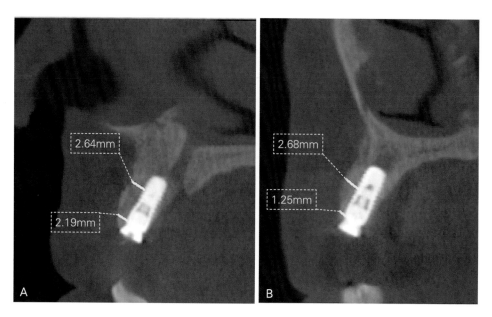

图 2-2-102　CBCT 检查

A. 21 唇侧颈部骨壁厚度 2.19mm；B. 23 唇侧颈部骨壁厚度 1.25mm

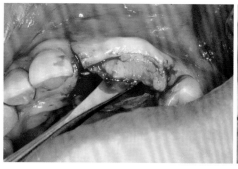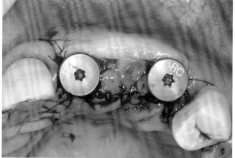

图 2-2-103　原位行腭侧半厚瓣技术

图 2-2-104　更换合适的愈合基台，缝合关闭创面

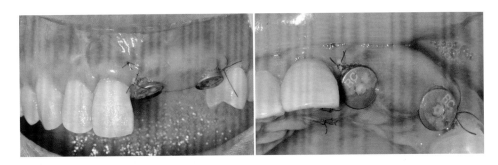

图 2-2-105　二期手术拆线时,唇侧丰满度改善

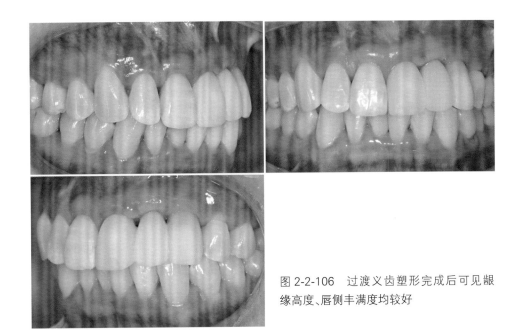

图 2-2-106　过渡义齿塑形完成后可见龈缘高度、唇侧丰满度均较好

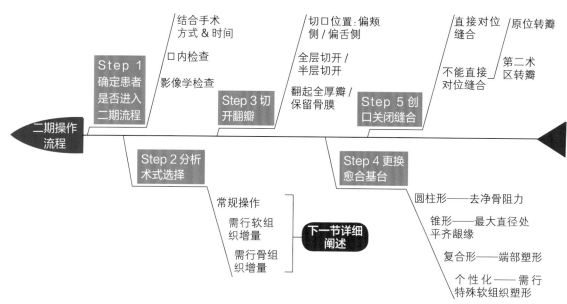

图 2-2-107 二期手术的操作流程图

第三节 ▎二期手术的术式选择

与种植手术一样，二期手术前均要仔细分析，根据患者的不同情况，选择不同的术式，才能保证在二期时做到心中有数，从而指导实际操作（图 2-3-1）。这一节我们将对二期手术的术式进行分类阐述。

一、常规二期手术

如图 2-3-2 和图 2-3-3 所示的病例，患者 S_2 的 34 经评估可进入二期操作流程，其软组织健康，颊侧丰满度良好；影像学显示种植体颊、舌侧骨壁均完整且充足。相信这样的术后结果是很多临床医生，尤其是初学者最愿意见到的，只需进行常规二期手术即可。**那么什么情况下进行常规二期手术？常规二期手术又是如何操作的呢？**

医生 S_2 对此病例进行了常规二期处理（图 2-3-4~ 图 2-3-6）。

笔者一般操作方法：对于软硬组织均完整无缺损，唇／颊侧轮廓丰满，影像学检查种植体周围骨量充足的情况下，无需进行软硬组织的增量处理，直接行常规二期手术处理。

操作要点：牙槽嵴顶直接切开，更换愈合基台后，间断缝合关闭创面。

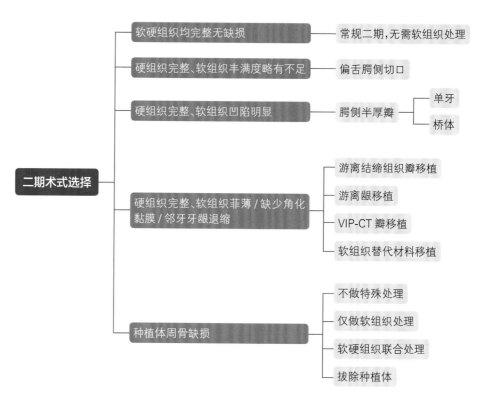

图 2-3-1 二期术式的选择流程图

根据是否存在软硬组织的缺损及缺损程度,将二期手术分为图中的 5 大类,手术难度逐级增加

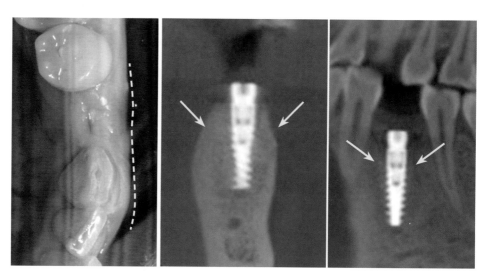

图 2-3-2 口内检查可见种植体周软组织完整,无凹陷(黄色虚线示)

图 2-3-3 CBCT 分析可见种植体颊舌向、近远中向骨壁均完整且充足(黄色箭头示)

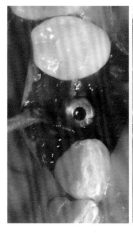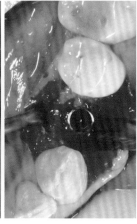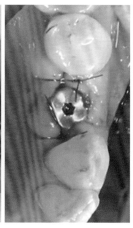

图 2-3-4　牙槽嵴顶切开翻瓣

图 2-3-5　旋下原愈合基台

图 2-3-6　根据患者牙龈厚度,更换合适穿龈高度的愈合基台

二、偏腭侧切口

在临床上,我们常常遇到这种情况,患者 T_2 的骨组织完整且充足,但唇侧的丰满度略有不足。如图 2-3-7,图 2-3-8 所示,这样的患者我们如何进行二期操作呢? 还是牙槽嵴顶直接切开处理吗?

我们来看看医生 T_2 是如何处理这样的病例的,该医生为了弥补唇侧丰满度的不足,进行了偏腭侧切口的处理,将腭侧软组织推向唇侧,改善了唇侧的丰满度(图 2-3-9~ 图 2-3-11)。

笔者一般操作方法: 对于唇 / 颊侧丰满度尚可,稍稍有轻微凹陷的患者,为了避免二期手术后软组织的退缩,可采用偏腭侧切口的处理方式,以改善唇侧丰满度。

操作要点: 操作时应注意保护近远中龈乳头,注意切口的范围。

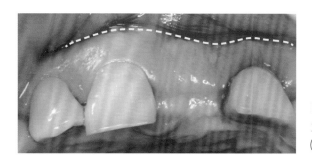

图 2-3-7 21 种植区软组织健康，角化黏膜充足，唇侧轮廓略有凹陷（黄色虚线示）

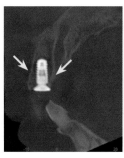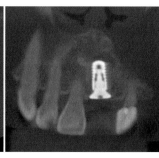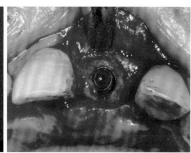

图 2-3-8 影像学检查显示 21 唇、舌侧骨壁完整、充足（黄色箭头示）

图 2-3-9 偏腭侧做切口，翻起全厚瓣，旋下原愈合基台

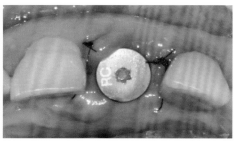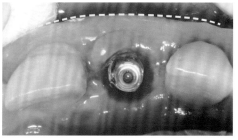

图 2-3-10 更换合适穿龈高度的愈合基台，间断缝合关闭创口（图为拆线前）

图 2-3-11 二期术后 2 周，可见唇侧丰满度明显改善（黄色虚线示）

①扫描二维码
②下载 APP
③注册登录
④观看视频

视频 13 偏腭侧切口（模型）

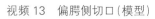

三、腭侧带蒂半厚瓣唇侧插入技术

那么对于唇 / 颊侧丰满度明显凹陷的患者，该如何进行二期手术的处理呢？我们将从单牙、桥体分别进行阐述。

（一）单牙

对于这样一个软组织凹陷明显，唇侧丰满度严重不足的患者 U_2（图 2-3-12，图 2-3-13），上述偏腭侧切口的方法显然无法达到最佳的效果，该如何进行二期操作呢？让我们来看医生 U_2 是如何处理此病例的（图 2-3-14~ 图 2-3-16），该医生进行了原位腭侧带蒂半厚瓣的处理方式，增加了唇侧角化黏膜的量，改善了软组织的丰满度。

笔者一般操作方法：对于硬组织完整，但唇 / 颊侧丰满度欠缺，希望通过二期手术恢复丰满度的患者，我们推荐采用腭侧带蒂半厚瓣唇侧插入技术。

操作要点：手术过程必须保证轻柔操作，保证半厚瓣完整及切口的整齐；翻瓣术操作应该熟练精准，如果翻瓣不精确或缝合不当，则会使深层结缔组织过于紧张或松弛，引起血供不足、患者不适等；垂直切口可以向唇侧稍做延伸，便于带蒂结缔组织卷入，但不涉及美学区。

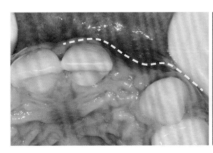 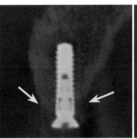 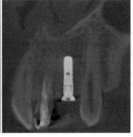

图 2-3-12　拟二期手术的 22 唇侧明显凹陷,丰满度欠佳(黄色虚线示)

图 2-3-13　CBCT 检查显示种植体唇、舌侧骨壁均完整、充足

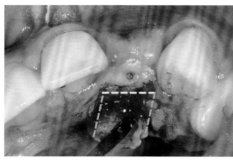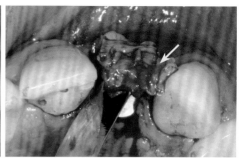

图 2-3-14　牙槽嵴顶偏腭侧做保护龈乳头的横行切口（黄色虚线示）至黏膜下约 1mm（不切透骨膜），22 近远中腭侧做垂直切口（绿色虚线示），长约 5~10mm（不切透骨膜）

图 2-3-15　锐性分离腭侧浅层黏膜瓣，暴露黏骨膜；之后行腭侧深层黏骨膜瓣切口，切口方向与表层瓣切口平行，将黏骨膜瓣与骨面切透，离断，获得带蒂的黏骨膜瓣（黄色箭头示）

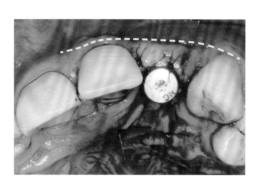

图 2-3-16　将带蒂黏骨膜瓣卷入唇侧，取出覆盖螺丝，更换愈合基台，缝合，可见唇侧丰满度得到明显改善（黄色虚线示）

（二）桥体

前面我们介绍了唇/颊侧丰满度明显不足的单牙种植区域，采用腭侧带蒂半厚瓣的二期处理方式，**那么在连续缺损的种植区域，若出现唇/颊侧轮廓明显凹陷时，又将如何操作腭侧带蒂半厚瓣呢？** 如图 2-3-17 所示，患者 $V_2$12-22 区已植入两颗种植体，术后 6 个月，经评估可以进入二期流程。患者软组织健康，但唇侧轮廓明显凹陷，丰满度严重不足。

医生 V_2 完成了连续缺损区域的腭侧带蒂半厚瓣二期手术（图 2-3-18~图 2-3-21）。

笔者一般操作方法： 对于硬组织完整，但唇侧丰满度欠缺，同时希望恢复天然牙与种植体间龈乳头部分高度的连续多颗缺失牙的种植病例，我们推荐二期时采用腭侧带蒂半厚瓣技术。

操作要点： 桥体的切口设计、半厚瓣的分离均可参照单牙的制备方式，需要注意的是在桥体间黏膜瓣的处理，除增加唇侧的丰满度外，还需增加桥体处的丰满度。

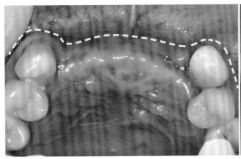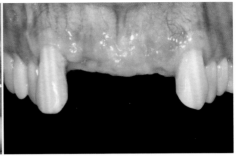

图 2-3-17　12-22 区两颗种植体拟行二期手术,口内检查唇侧丰满度欠佳,同时希望恢复天然牙与种植体间龈乳头的部分高度(黄色虚线示唇侧丰满度不足)

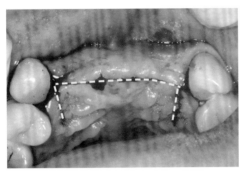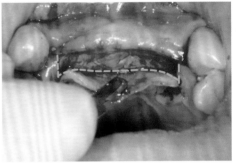

图 2-3-18　牙槽嵴顶横行切口至黏膜下约 1mm(不切透骨膜),13、23 近中腭侧做垂直切口,长约 5~10mm(不切透骨膜)(黄色虚线示黏膜切口)

图 2-3-19　分离腭侧表层黏膜,暴露厚约 1mm,宽约 5~10mm 的带蒂黏骨膜瓣,将黏骨膜瓣与骨面切透,离断(绿色虚线示切透骨膜的切口)

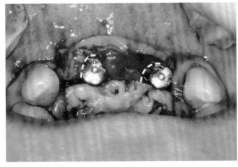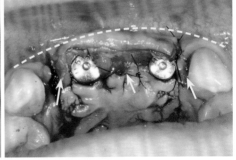

图 2-3-20　将带蒂黏骨膜瓣翻开,并向唇侧推移,修整黏骨膜瓣(黄色虚线示切口),使其可被插入至愈合基台唇侧

图 2-3-21　缝合,黏骨膜瓣可分别恢复愈合基台近、远中的龈乳头及桥体下的软组织量(黄色箭头示),唇侧丰满度也得到改善(黄色虚线示)

四、特殊软组织增量手术

以上所述病例，患者软组织的量相对比较充足，角化黏膜的宽度尚可，仅在种植区域原位进行了处理。**可是对于一些牙龈菲薄，甚至角化黏膜缺失，缺牙区软组织均为可动的黏膜组织，或者缺牙区邻牙存在软组织退缩的情况时，我们又将如何处理呢？**

笔者一般操作流程：对于上述情况，为了稳定软组织，预防更进一步的牙龈退缩；为了覆盖暴露的邻牙牙根，我们推荐采用软组织增量的方式来增厚种植体周围的牙龈组织。

下面给大家介绍几种二期时常用的软组织增量方法：

（一）隧道瓣技术（图 2-3-22~ 图 2-3-31）

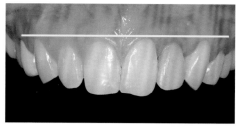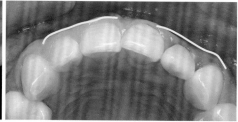

图 2-3-22　22 种植体植入后 6 个月，暂冠试戴后，患者自觉龈缘不对称，左侧明显高于右侧（黄线示）

图 2-3-23　21—23 唇侧丰满度不足，尤其以 22 种植区最为凹陷（黄线示）

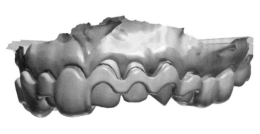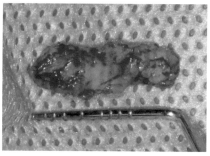

图 2-3-24　按照理想龈缘下方 1mm 设计冠向复位导板

图 2-3-25　取 24—26 腭侧游离结缔组织

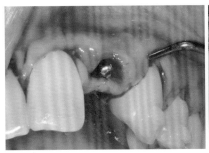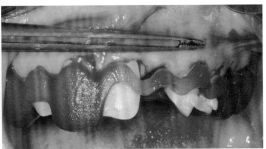

图 2-3-26　21—25 用显微刀行龈沟内切口，潜行分离

图 2-3-27　隧道刀行龈沟内切口，潜行剥离后，导板检查冠向复位程度

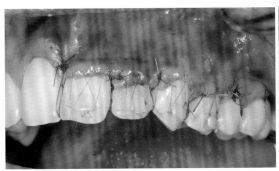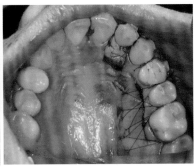

图 2-3-28　结缔组织插入隧道后采用双乳头悬吊缝合，并在 21—24 唇面制作树脂突，悬吊固定龈缘

图 2-3-29　腭侧供区采用双交叉 8 字缝合的方式关闭创面

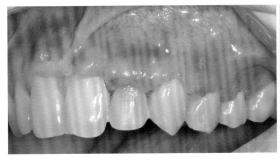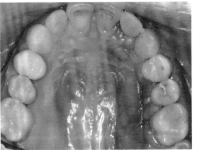

图 2-3-30　术后 2 周拆线，可见牙龈冠向复位效果维持良好

图 2-3-31　供区创面愈合良好

①扫描二维码
②下载 APP
③注册登录
④观看视频

视频 14　隧道瓣技术

（二）VIP-CT 瓣技术（图 2-3-32~ 图 2-3-38 ）

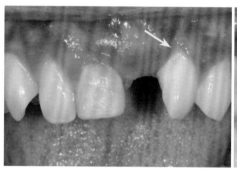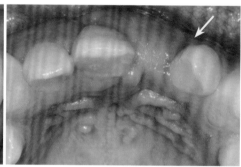

图 2-3-32　拟行二期手术的种植区远中软组织凹陷，邻牙牙龈退缩，根面暴露（黄色箭头示）

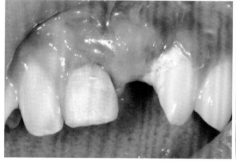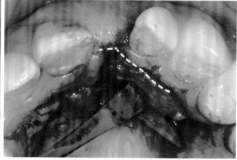

图 2-3-33　牙周刮治器清洁 22 牙颈部，EDTA 处理 3 次，每次 30 秒，并充分冲洗

图 2-3-34　22 腭侧轴面角处，牙槽嵴顶横行切口至黏膜下约 1mm（不切透骨膜），腭侧向下并向 22 远中做切口至约 23 远中（不切透骨膜）

第二章　二期手术的基本流程和判断

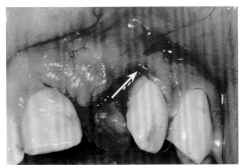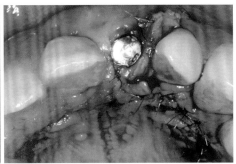

图 2-3-35　切断黏骨膜瓣底部,将蒂部保留在 22 的近中处。将瓣的顶端轻轻塞入唇侧牙龈下方,并用缝线固定(黏骨膜瓣可沿黄色箭头方向拉入隧道内)

图 2-3-36　更换愈合基台,悬吊缝合固定黏骨膜瓣,并缝合腭侧切口

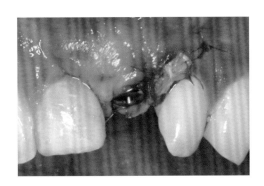

图 2-3-37　增加 21 远中丰满度,同时覆盖 22 暴露的根面

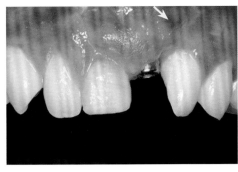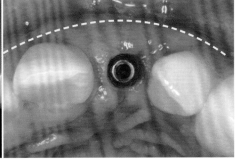

图 2-3-38　二期术后 1 个月,VIP-CT 转瓣效果维持良好,龈袖口塑形良好,在此基础上进行取模修复(黄色箭头和黄线示唇侧凹陷处已恢复丰满度)

（三）游离龈移植（图 2-3-39~ 图 2-3-53）

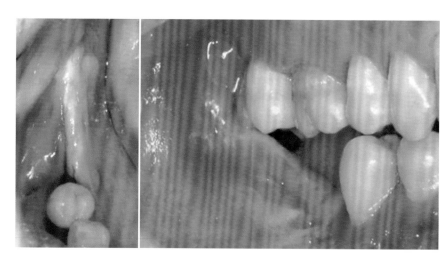

图 2-3-39　46、47 区拟行二期手术，可见术区颊侧角化黏膜缺失，邻牙 45 也有少量的角化黏膜缺失，计划行游离龈移植，以增加缺牙区的角化黏膜

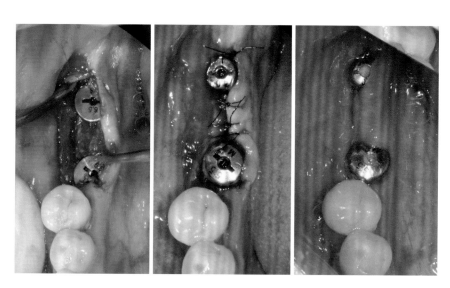

图 2-3-40　嵴顶偏颊侧切口，保存舌侧足够的角化黏膜

图 2-3-41　更换愈合基台，同时数字化取模，制作临时修复体

图 2-3-42　在完成临时修复体的制作后，进行角化黏膜移植

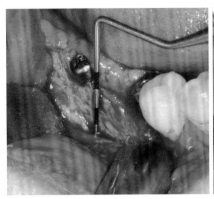
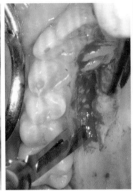
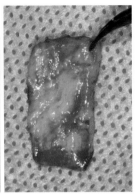

图 2-3-43　45 颊侧膜龈联合水平弧形切口、延伸至 47 愈合基台远中，用小圆刀片半厚剥离，暴露出颊侧骨膜面（约 9mm 高度）

图 2-3-44　腭侧 13—16 近中取角化黏膜瓣，小圆刀片半厚剥离

图 2-3-45　取下腭侧半厚瓣，牙周精细手术剪去除脂肪，得到较韧的角化黏膜瓣（约 3mm 厚）

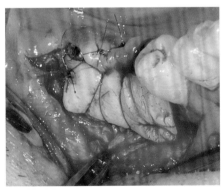
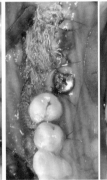
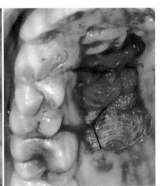

图 2-3-46　缝合加压固定角化黏膜瓣

图 2-3-47　角化黏膜移植的受区和供区均用纱条加压缝合固定

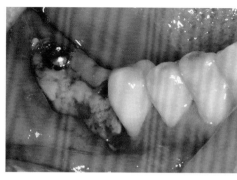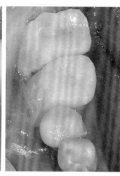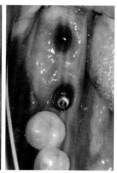

图 2-3-48　术后 10 天复查,角化黏膜逐渐替代,表面仍有假膜

图 2-3-49　戴入颊侧带翼的临时修复体,其向龈方延伸的翼可以阻止非角化黏膜回弹

图 2-3-50　角化黏膜移植后 1 个月,颊侧角化黏膜量维持较好

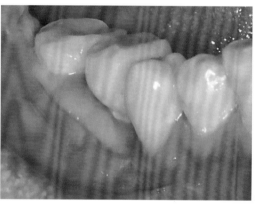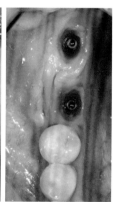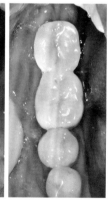

图 2-3-51　去除临时修复体上的翼,继续塑形软组织

图 2-3-52　角化黏膜移植后近 9 个月,维持尚好

图 2-3-53　更换最终修复体

①扫描二维码
②下载 APP
③注册登录
④观看视频

视频 15　游离龈移植

（四）软组织替代材料移植（图 2-3-54~ 图 2-3-63）

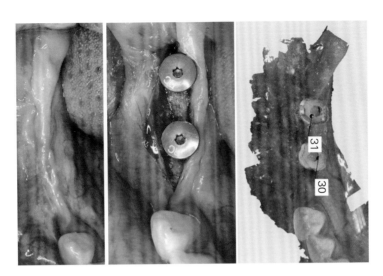

图 2-3-54　一位牵张成骨后种植的患者,骨结合完成需行二期手术,患者角化黏膜缺失,我们采用了软组织替代材料移植的方式来增加患者的角化黏膜

图 2-3-55　后期我们计划行颊侧角化黏膜增量手术,数字化口腔扫描获取软硬组织信息

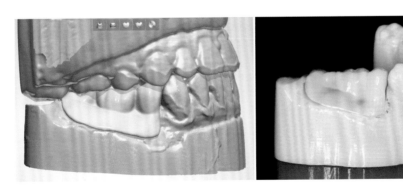

图 2-3-56　数字化设计并打印颊侧带翼的临时修复体

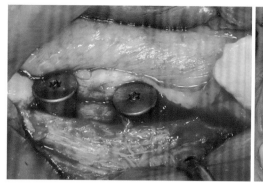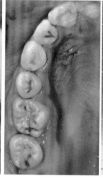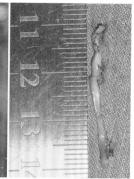

图 2-3-57　分离种植区颊侧半厚瓣

图 2-3-58　腭侧取 30mm（长）×2mm（宽）×1.5mm（厚）的角化黏膜条带

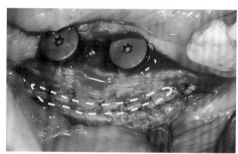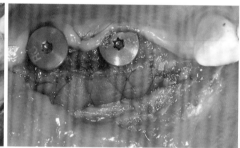

图 2-3-59　将颊侧黏膜瓣向根方复位，并与根方骨膜缝合使其固定于根方；再将角化黏膜条带与上部骨膜缝合（黄线示角化黏膜条带）

图 2-3-60　将商品化的软组织移植物固定于骨膜上

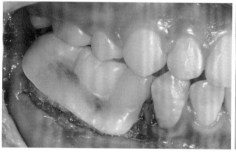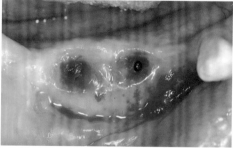

图 2-3-61　戴入带翼板的暂时冠，翼的下方填入碘仿纱条

图 2-3-62　术后 2 周拆线情况

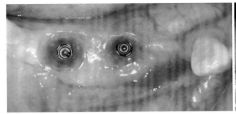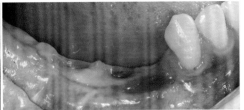

图 2-3-63　术后 1 个月，黏膜角化良好，颊侧软组织充足

视频16

①扫描二维码
②下载 APP
③注册登录
④观看视频

视频 16　软组织替代材料移植

　　操作要点：四种软组织增量方式虽各不相同，但其软组织移植物的来源均为腭部致密的结缔组织和角化组织。二期术中应注意操作范围（一般距龈缘 10mm 以内为安全距离），避免损伤重要的血管、神经。

五、种植体周围骨组织缺损的处理方式

　　以上我们介绍的二期术式均是在种植体周围骨量完整的情况下，操作的重点均集中在软组织的处理上。**那么当种植体周围骨组织存在缺损时的二期手术需要如何处理呢？是不是所有的骨组织缺损均要进行二期的骨增量处理呢？**这里我们将种植体周围骨缺损的情况分为三类，分别进行阐述。

（一）常规处理

首先，让我们来看一个病例（图 2-3-64，图 2-3-65）。患者 W_2 的 46 区种植体植入术后 6 个月检查，其软组织健康，角化黏膜宽度充足，种植体颈部存在少量骨缺损，对于这样的骨缺损，二期手术时需不需要行骨增量处理呢？

医生 W_2 分析此病例为后牙区 3mm 之内的蝶形骨缺损，且 BOP（−），因此不做特殊处理，直接取模，完成后期修复（图 2-3-66~ 图 2-3-68）。

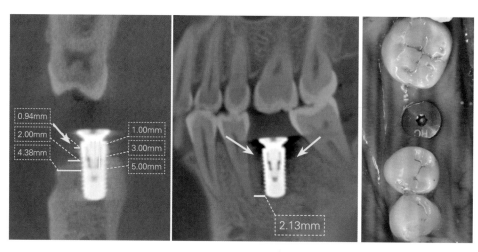

图 2-3-64　二期修复前 CBCT 检查发现种植体近远中向呈浅碟状吸收，颊侧颈部存在骨吸收（黄色箭头示）

图 2-3-65　口内检查种植体周软组织健康，角化黏膜完整，颊侧略有凹陷，愈合基台已完全暴露于口内

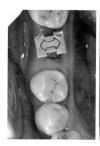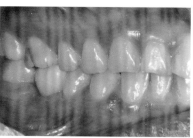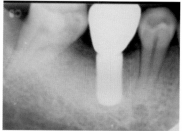

图 2-3-66　对这个病例，我们决定不做软硬组织的处理，直接取模修复

图 2-3-67　最终修复体戴入后，检查咬合

图 2-3-68　根尖片确认牙冠就位良好

笔者一般操作方法：对于种植体三维位置良好，软组织健康，角化黏膜充足，探诊检查BOP（－）的患者，种植体周围即使存在少量骨缺损，据文献报道，也可不做特殊处理，以免激惹种植体周围环境的稳定性，引起负面效果。

（二）仅做软组织增量处理

那么种植体周围存在骨缺损，同时软组织的量也不足时，我们将如何处理呢？如图2-3-69，图2-3-70所示，患者X_2种植区域唇侧成骨欠佳，种植体颈部存在骨吸收，丰满度不足，且邻牙龈缘退缩，对于这样的病例，我们需不需要在二期时行增量处理呢？

医生X_2分析，该患者虽然存在唇侧颈部少量的骨吸收，但是种植体骨结合良好，种植区域软组织健康，无需再次植骨。为了改善美学效果，这里进行了软组织的增量处理（图2-3-71~图2-3-82）。

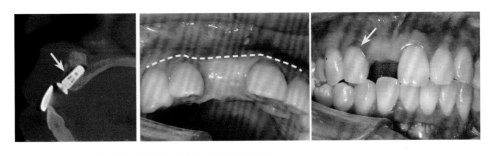

图2-3-69　11种植体唇侧成骨欠佳（黄色箭头示）

图2-3-70　口内检查11唇侧丰满度不足（黄线示），12龈缘退缩（黄色箭头示）

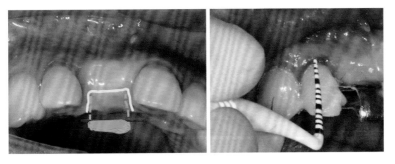

图2-3-71　设计行11腭侧半厚瓣，以期恢复11唇侧丰满度

图2-3-72　12在导板指示下行冠向复位瓣，以恢复12的理想龈缘

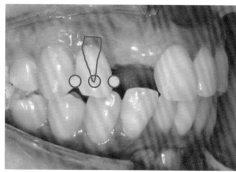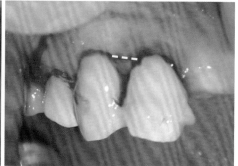

图 2-3-73　在 12 近中、中央、远中面处分别设计三个树脂突,以悬吊唇侧瓣和龈乳头

图 2-3-74　做斜形切口(黄线示),初步剥离 12 全厚瓣

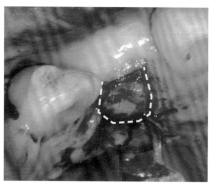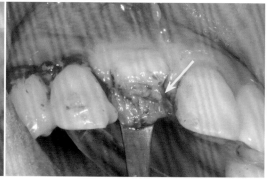

图 2-3-75　制取 11 区腭侧半厚瓣(黄线示切口,黄色箭头示获取的带蒂黏骨膜瓣)

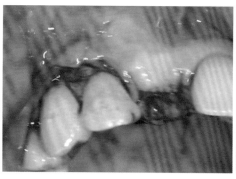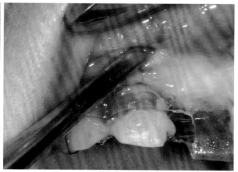

图 2-3-76　自 13 远中至 21 近中广泛剥离黏骨膜

图 2-3-77　检查减张效果,12 冠向复位后可以达到理想龈缘效果

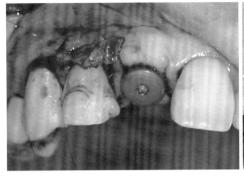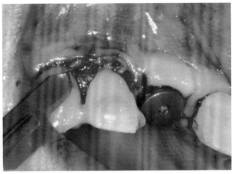

图 2-3-78　切下一部分黏骨膜瓣膜,缝合固定至 12 唇侧瓣的组织面

图 2-3-79　将 12 远中龈乳头去角化

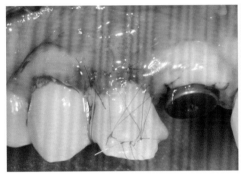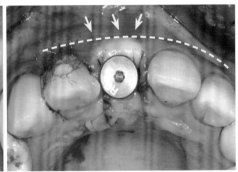

图 2-3-80　12 冠向复位,缝合固定在预先制备的唇侧树脂突上

图 2-3-81　完成 11 腭侧半厚瓣和 12 冠向复位瓣后,可见 11 唇侧丰满度明显改善(黄线及黄色箭头示)

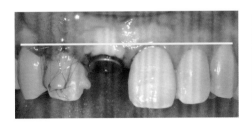

图 2-3-82　12 龈缘也与对侧同名牙一致(黄线示)

①扫描二维码
②下载 APP
③注册登录
④观看视频

视频 17　种植体周围骨缺损处理——仅做软组织增量处理

笔者一般操作方法：对于唇侧骨壁厚度不足或者唇侧存在骨吸收，种植体区唇侧明显凹陷的患者，如果种植体骨结合良好，其三维位置在可接受的范围之内，种植体周软组织健康，这种情况下我们仅行软组织的增量处理，以改善种植体周软组织的稳定性及美学效果，而不做骨增量处理。

（三）软硬组织联合处理

那么，什么情况下我们建议对种植体周围再次进行骨增量的处理呢？对于下面这例患者 Y_2，11 种植术后 6 个月，患者复查时发现种植区域出现瘘管（图 2-3-83，图 2-3-84）。对于这样的病例，我们该如何处理呢？

医生 Y_2 结合患者口内情况和影像学检查结果，决定立刻切开检查种植体周围骨组织情况。在发现种植体周围骨组织已被波及，出现感染后，该医生进行了软硬组织的联合处理（图 2-3-85~ 图 2-3-93）。激光彻底清除种植体周围感染的软硬组织后，行 GBR 处理。

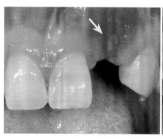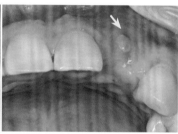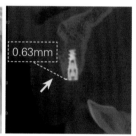

图 2-3-83　种植术后，复查二期前，发现种植体周围出现瘘管（黄色箭头示）

图 2-3-84　唇侧骨壁不足 1mm（黄色箭头示）

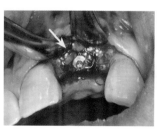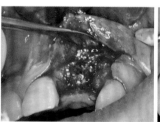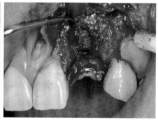

图 2-3-85　翻瓣后可见种植体上部有炎性肉芽组织（黄色箭头示）

图 2-3-86　部分骨替代材料被炎性软组织包绕

图 2-3-87　清除肉芽组织及包绕的骨替代材料，激光处理种植体、骨及软组织表面，反复冲洗

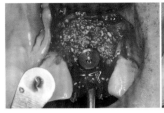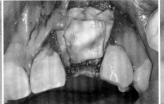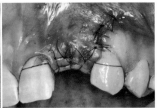

图 2-3-88　行 GBR,缝合

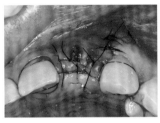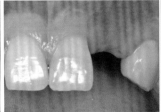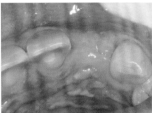

图 2-3-89　恢复唇侧丰满度

图 2-3-90　术后 4 个月复查,种植区软组织健康,唇侧丰满度良好

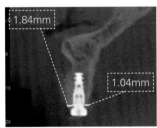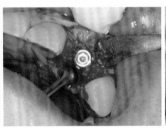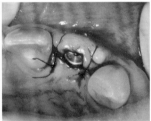

图 2-3-91　影像学检查显示种植体骨结合良好,唇侧骨壁充足

图 2-3-92　偏腭侧切开翻瓣,见种植体骨结合良好

图 2-3-93　更换愈合基台,完成二期手术

　　笔者一般操作方法:当种植体周软组织出现红肿、瘘管,且炎症范围波及至骨组织,致使骨组织出现炎症、吸收时,需采取软硬组织联合处理的方式,以改善种植体周围环境。

（四）拔除种植体

二期手术时，有一种情况是我们最不愿意遇到的，如图 2-3-94 和图 2-3-95 所示，患者 Z_2 术后 6 个月复查时发现种植体周软组织炎症、溢脓，影像学检查显示种植体周围大范围骨吸收。对于这样的情况，我们该如何处理呢？**是行抗炎保守治疗吗？**

医生 Z_2 分析此病例后，认为种植体周围骨吸收严重，已无保留意义，于是该医生进行了积极处理，拔除了种植体（图 2-3-96，图 2-3-97）。

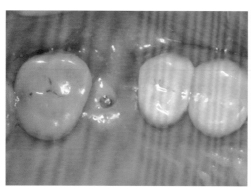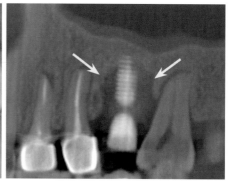

图 2-3-94　种植体周软组织溢脓

图 2-3-95　CBCT 显示种植体周围骨吸收（黄色箭头示）

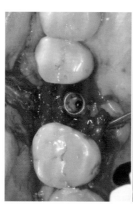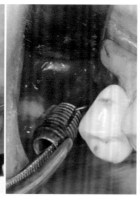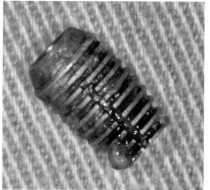

图 2-3-96　切开后，种植体可用血管钳夹出

图 2-3-97　种植体周围见肉芽组织

第二章　二期手术的基本流程和判断

笔者一般操作方法：当种植体周软组织炎症明显，种植体周围大量骨吸收，骨结合不佳，判断无保留价值时，应及时拔除种植体，待牙槽骨愈合后再行种植修复或其他修复。

综上所述，在选取了合适的二期术式，按照二期的标准流程操作完成，待软组织愈合、龈袖口塑形完成后，我们可进入到下一步取模阶段。下面的章节我们将介绍各种取模方式。

第三章
单颗后牙取模及
常见问题和防范

前文已详细介绍了种植体取模的基本流程及取模前的二期手术操作，那么在进行影像学检查及口内检查确定患者可行最终取模后，单颗后牙取模操作的标准流程又是什么样的呢？操作过程中又会遇见怎样的问题呢？在本章节中，我们将结合临床病例进一步为大家展示。

第一节 ▍单颗后牙取模的常见问题和防范

本节将对一些临床病例进行深度解析，对初学者可能会遇到的问题进行讨论，以期为初学者的临床操作提供参考。

一、转移体选择误差

种植体取模，即应用转移体将口内种植体的位置精确转移到口外石膏模型上的过程。取模是否精准决定了修复过程是否顺利，因此转移体的正确选择至关重要。多数种植系统有开窗式及非开窗式转移体之分，在取模过程中常需根据患者口内实际情况决定选择何种转移体。**相信大家都有这样一个疑问，应该如何选择转移体呢？如果转移体选择不当会出现什么问题呢？我们来看以下这个病例。**

患者 A_3 的 27、36、37 种植术后 4 个月，现拟行种植取模。医生 A_3 在确定 27、36、37 种植体已达到种植取模要求后，旋出愈合基台，将非开窗式转移体于口内就位（图 3-1-1）。**大家觉得有什么问题呢？**

需要明确的是转移体在印模中的稳定性，取决于转移体上的抗旋转部分（图 3-1-2），每个种植体系统的非开窗式转移体都设计了该部分，以确保转移体在插回模型时位置准确。抗旋转部分在口内暴露完全，模型中转移体依据该部分所在方向才能准确重新就位，若暴露不足，转移体可能根本无法获得稳定性。而在此病例中，我们发现和 36 的转移体相比，27、37 转移体穿龈高度欠佳（图 3-1-1 中黄色箭头示），致使转移体上的抗旋转部分暴露不足。如此时进行取模，那么 27、37 转移体可能无法在印模中获得足够的稳定性，易引起转移体的微小移位。该系统设计的非开窗式转移体有多种穿龈高度可供选择，因此医生更换为穿龈高度更高的非开窗式转移体，使抗旋转部分暴露充分，重新就位进行非开窗式取模（图 3-1-3）。

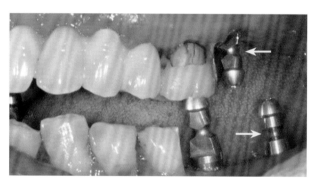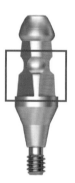

图 3-1-1　放置转移体（黄色箭头示 27、37 转移体穿龈高度欠佳）

图 3-1-2　该系统转移体抗旋转部分（红框示）

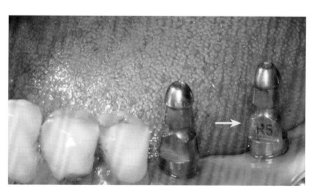

图 3-1-3　37 种植体更换穿龈更高的转移体，使抗旋转部分暴露充分（黄色箭头示）

若遇到转移体可选择的穿龈高度不能满足以上取模条件，或有些种植体系统非开窗式转移体只有一种且种植体穿龈太深时，我们又该如何解决呢？

我们来看另一个病例，患者 B₃ 的 36 种植体已达到取模标准，可见口内的愈合基台略低于周围龈缘（图 3-1-4）。从口内旋出愈合基台后，可见牙龈袖口形态良好，无红肿出血（图 3-1-5）。医生 B₃ 将非开窗式转移体于口内就位后，发现转移体的抗旋转部分同样暴露不足（图 3-1-6）。假如此时进行取模，则与病例 A₃ 相似，可能出现转移体在模型中就位不稳定的情况。

医生 B₃ 在发现上述问题后，是怎么解决的呢？现有的非开窗式转移体已无法满足取模要求，医生 B₃ 遂将非开窗式转移体更换为开窗式转移体，通过开窗式转移体的高穿龈和更佳的固位结构来获得转移体在印模中的稳定性，同时拍摄根尖片辅助确认开窗式转移体是否已完全就位（图 3-1-7），最终完成了印模的制取，并将原口内愈合基台更换为高愈合基台，以更好地塑形牙龈（图 3-1-8）。

那么，非开窗式转移体和开窗式转移体分别有哪些相同点和不同点呢？在这里我们总结如下（表 3-1-1），可供参考。

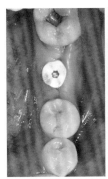 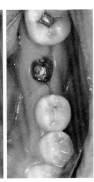 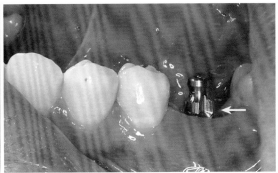

图 3-1-4　口内可见愈合基台颊侧有少量软组织覆盖

图 3-1-5　牙龈袖口形态良好，无红肿、出血等

图 3-1-6　非开窗式转移体就位后，暴露于口内的抗旋转部分不足（黄色箭头示）

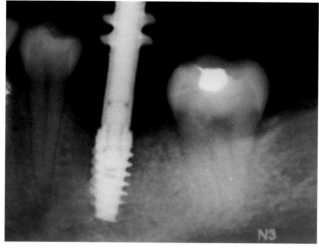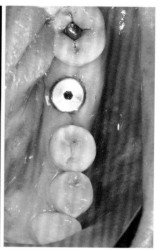

图 3-1-7　更换为开窗式转移体后,根尖片显示就位良好

图 3-1-8　完成取模后,更换高愈合基台

表 3-1-1　非开窗式转移体和开窗式转移体的异同

	相同点	不同点
非开窗转移体	1. 稳定性由转移体本身沟槽及倒凹的抗旋转设计决定 2. 通过与种植体替代体相连接,复制口内种植体的三维位置	1. 转移体本身沟槽及倒凹位置低,且较圆钝 2. 转移体需从患者口内旋出,并回插至印模材料内 3. 印模托盘无需开窗 4. 常用于单冠修复、种植体穿龈浅等情况
开窗式转移体		1. 转移体本身沟槽及倒凹位置高,且较锐利 2. 转移体与印模材料一同取下 3. 印模托盘需进行开窗 4. 常用于联冠及桥体修复、种植体穿龈深等情况

二、转移体就位误差

通过上一节展示的病例，相信大家已经了解如何选择合适的转移体，那么是不是选择了合适的转移体就可以制取准确的模型呢？我们来看这样一个病例。

患者 C_3 的 27 种植术后 4 个月，需进行种植取模，医生 C_3 将转移体在口内就位后，拍摄了根尖片以确定是否完全就位。根尖片可见患者 C_3 的 27 转移体远中和种植体间有明显的缝隙（图 3-1-9），提示转移体并未完全就位。**那么此时进行取模会有怎样的结果呢？** 转移体在印模中的位置确定了模型中种植体替代体的位置，转移体位置偏移将导致种植体替代体位置不准确，将来在替代体上部制作的修复结构将无法与口内情况进行准确匹配，从而导致上部修复结构与实际情况相差甚远。

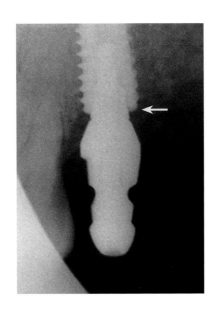

图 3-1-9　根尖片显示转移体口内未就位（黄色箭头示转移体一侧与种植体间存在微小缝隙）

如果发现转移体没有准确就位，我们需要判断导致转移体没有就位的原因或者阻碍转移体就位的阻力来源，常见的阻力来源都有哪些呢？如果有阻力又该如何解决呢？

首先，阻碍转移体就位的阻力来源之一为软组织阻力。如果在拧紧转移体后，等待片刻（通常30秒钟以上），若还能再次用手拧紧，转移体可以进一步轻微旋入，说明转移体在抵抗周围软组织的阻力，软组织阻力没有完全排除。如果在转移体拧紧过程中，阻力突然出现骤然上升的趋势，且等待片刻（通常30秒钟以上），不可进一步拧紧，则可基本判断转移体已正确就位，此时可结合根尖片进一步明确。那么，为什么会出现软组织阻力呢？我们应该如何避免产生软组织阻力呢？

如图3-1-10所示，该系统具有不同直径（φ3.6mm、5mm和6mm）的愈合基台，分别对应相应直径的转移体。如果我们二期手术时选择了较小直径的愈合基台，则当使用较大直径的转移体时会因软组织阻力过大而影响就位。此时，我们一方面可以选择适宜直径的转移体再次口内就位；另一方面可在局部麻醉下松解软组织，解除阻力，取模完成后，更换恰当直径的愈合基台。

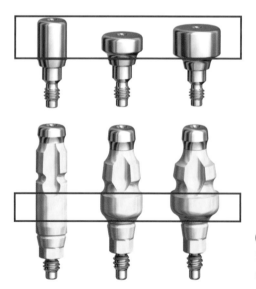

图3-1-10　不同直径的愈合基台（上）和对应直径的转移体（下），从左至右依次为 φ3.6mm、5mm和6mm（红框示）

临床上还有另几类系统，它们的转移体直径均比愈合基台直径小，此类系统也许在牙龈袖口处的取模效果欠佳，但就位时不容易被软组织阻挡。两类不同设计的转移体在取模时均能准确取出种植体的位置，临床上应根据不同系统特点准确选择，准确判断转移体是否已完全就位。

其次，可能因邻牙、骨组织阻力造成转移体不能完全就位。如果在转移体初步就位过程中即感受到较大阻力或转移体在就位过程中无明显就位感，同时在拧紧过程中，转移体轴向出现轻微或明显改变，则表明有邻牙或骨组织阻力。

患者 D_3 由于穿龈较深使用开窗式转移体，拧紧后拍摄根尖片发现转移体未完全到位（图 3-1-11）。我们发现邻牙 44 近中倾斜角度较大，影响转移体的就位（图 3-1-12）。此时可适当调磨开窗式转移体或 44 的邻面，配合牙线检查，若牙线可以从转移体与邻牙间轻松通过，则提示邻牙阻力解除。骨组织阻力主要通过二期手术解除，一般取模时发生骨组织阻力的概率较小，本书第二章第二节详细阐述了如何判断种植体周围骨阻力已完全解除。

在解除阻力后，还需再次进行根尖片检查，即转移体在口内就位后，对种植体拍摄根尖片，确认转移体与种植体的连接部分是否密合。

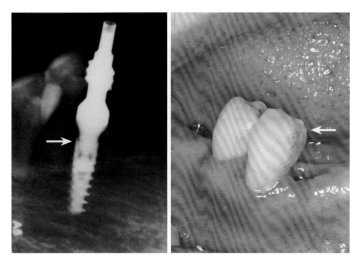

图 3-1-11　根尖片显示转移体口内未就位（黄色箭头示转移体一侧与种植体间存在微小缝隙）

图 3-1-12　44 近中倾斜,影响转移体就位（黄色箭头示）

三、印模中转移体未完全就位

如果选择了恰当的转移体，在口内也达到了准确就位，是否就能说明取模过程是精准的呢？我们来看下面一个病例。

患者 E_3 的 36 种植术后 3 个月，拟取模。需要注意的是在该病例中所使用的种植系统转移体并无上部印模帽，仅有转移体一个取模部件，因此在取模过程中，其顶部会留有螺丝孔，这对取模会有什么影响呢？在取模时印模材料容易进入小孔，复制了螺丝孔的形态。但在将转移体重新就位于印模中时，往往无法确保转移体的螺丝孔与螺丝孔阳模准确密合，转移体可能会对螺丝孔阳模产生压迫，从而导致转移体出现位置的偏差。

那么如何避免这样的偏差呢？此时，我们可以如图 3-1-13 中所展示的，在拧紧转移体后，使用小棉球封闭该孔，将螺丝孔填平，从而避免印模材料的进入，避免形成影响转移体准确就位的阳模。小棉球在印模材料制取印模时，一般会黏在印模材料中一并带出（图 3-1-14）。如果未将印模中的小棉球去除，会再次对印模制取的准确性产生影响吗？医生 E_3 在制取印模后忘记去除小棉球，将非开窗式转移体再次插回印模中时总不能准确就位。分析原因可能是由于医生 E_3 在螺丝孔中放置的小棉球过大，黏在印模材料中的棉球由于解除了

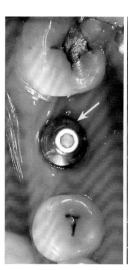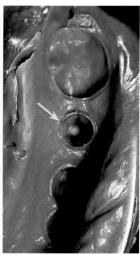

图 3-1-13　使用小棉球封闭螺丝孔（黄色箭头示小棉球）

图 3-1-14　印模中可见黏附在印模材料中的小棉球（黄色箭头示）

阻力、体积变大，阻碍了转移体的重新就位。因此需将小棉球再次从制取的印模中去除（图3-1-15），方能使非开窗式转移体准确就位（图3-1-16）。

上述病例 E_3 是针对非开窗式取模时可能出现的模型中转移体就位不当的问题与解决办法，那么对于软组织水平种植体，是否也有可能存在印模中转移体就位不当呢？

首先，我们来看一下该系统的软组织水平种植体非开窗式取模的各个部件都有哪些？它们的工作原理又是什么呢？

与本书第一章第三节各种骨水平种植体系统的取模部件原理相同，软组织水平种植体非开窗式取模的转移体也分为两个部分，一个部分为进入印模材料获取转移系统稳定性的部分，即印模帽；另一个部分为与口内种植体内连接的部分，即印模柱（图3-1-17）。首先将印模帽以卡抱的形式安装在种植体上（图3-1-18），就位时可发出清脆的"嗒"的一声，且顺时针或逆时针旋转时不脱落，随后将印模柱插入印模帽内（图3-1-19）。印模柱与种植体内部均为八角结构（图3-1-20），起到定位种植体位置的作用。取模时印模帽和印模柱跟随取模材料一并取出，随后将种植体替代体安装在印模中的转移体上。

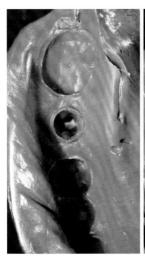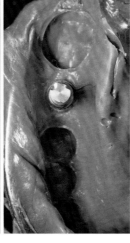

图 3-1-15　去除小棉球

图 3-1-16　去除小棉球后转移体准确就位

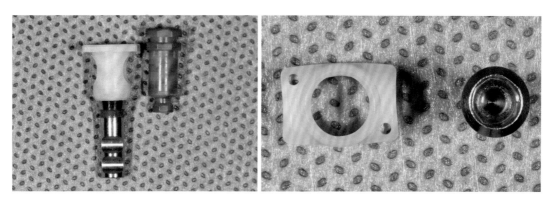

图 3-1-17　印模帽(白色,左)和印模柱(红色,右)

图 3-1-18　印模帽通过卡抱的形式安装在种植体上

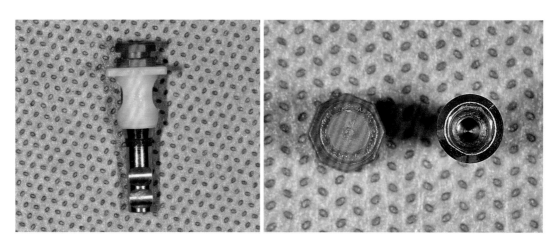

图 3-1-19　将印模柱插入印模帽内

图 3-1-20　印模柱与种植体内部均为八角结构

　　患者 F₃ 在进行 26 种植体常规非开窗式取模后,印模帽跟随取模材料一并取出,医生 F₃ 在重新安装种植体替代体后交由上级医生检查(图 3-1-21),上级医生告知种植体替代体并未完全就位,那么上级医生的判断标准是什么呢?

我们在口外直接连接该系统的非开窗式印模帽与种植体替代体，就位时可发出清脆的"嗒"的一声，且替代体不会出现松动移位。从正面观（图 3-1-22）和侧面观（图 3-1-23），印模帽卡在了替代体外形高点边缘下方。

因此医生 F_3 观察自己安装替代体后的印模，在摇晃替代体后，替代体脱落，证明替代体并未完全就位。该医生将替代体对准中央连接的部位，重新与印模帽连接，出现"嗒"的一声，实现了替代体的完全就位（图 3-1-24）。

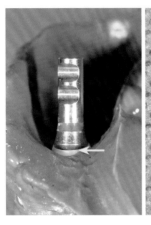 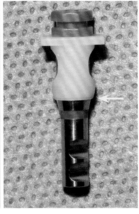

图 3-1-21　安装替代体后可见印模帽未完全就位（黄色箭头示）

图 3-1-22　口外连接非开窗式印模帽和替代体后正面观：印模帽卡在了替代体外形高点边缘下方（黄色箭头示）

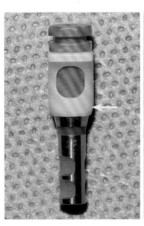 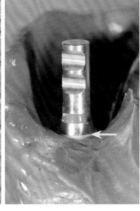

图 3-1-23　侧面观与正面观情况一致（黄色箭头示）

图 3-1-24　重新安装替代体后完全就位于印模中（黄色箭头示）

四、未检查与邻牙的接触关系

前面三节对整个取模过程可能出现的常见问题进行了探讨，那么是不是说明只要取模准确，制作的牙冠就没有问题了呢？

答案是否定的，在取模前必须要对患者口内情况进行检查，对可能影响修复效果的因素进行处理，否则可能会造成后期返工。

患者 G_3 的 46 种植术后 4 个月，影像学、口内检查确定 46 种植体已达到取模要求（图 3-1-25，图 3-1-26），修复距离尚可（图 3-1-27），因此医生 G_3 对 46 种植体进行了常规取模，旋出愈合基台后，牙龈袖口未见异常，在生理盐水反复冲洗后，将非开窗式转移体口内就位（图 3-1-28），进行印模的制取，最后利用转移体制取咬合记录（图 3-1-29），比色（图 3-1-30），完成了最终冠修复。

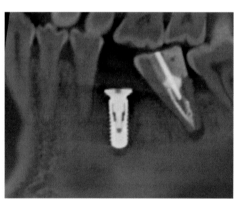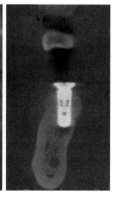

图 3-1-25　种植术后 4 个月,CBCT 矢状面显示种植体骨结合良好

图 3-1-26　种植术后 4 个月,CBCT 冠状面显示种植体骨结合良好

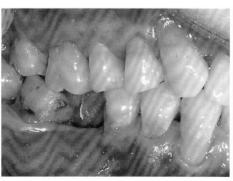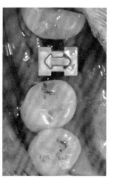

图 3-1-27　垂直修复距离尚可

图 3-1-28　非开窗式转移体口内就位

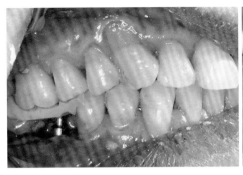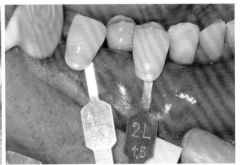

图 3-1-29　通过转移体制取咬合记录

图 3-1-30　比色

　　患者 G_3 完成冠修复 1 个月后复诊时，抱怨 46、47 接触的地方经常塞牙，**那么是什么原因造成的食物嵌塞呢?** 医生 G_3 对患者口内进行检查，发现患者 G_3 由于 46 缺失时间过长，47 向缺牙区倾斜，造成 46、47 之间有明显的三角形间隙（图 3-1-31）。对 46、47 邻接进行检查，发现触点并无明显异常。分析食物嵌塞的原因可能由于 46 修复体与 47 的邻接面过小，类似于点接触（图 3-1-32），导致垂直性食物嵌塞的发生；也可能由于 46、47 之间有明显的三角形间隙造成的水平性食物嵌塞。

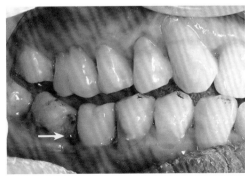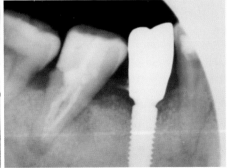

图 3-1-31　46 与 47 之间可见明显的三角形间隙（黄色箭头示）

图 3-1-32　根尖片显示 46 与 47 接触面较小

那么对于这类邻牙倾斜的患者，应该如何降低食物嵌塞的风险呢？此时需要调磨倾斜牙的邻面，增加邻接面的接触面积，将点接触扩大为面接触，同时尽量减小三角间隙。基于47已行根管治疗，牙体牙髓科会诊后建议可行冠修复，使46、47间接触面积增大，尽可能减小三角间隙，降低发生食物嵌塞的可能。同时对患者进行卫生宣教，使用牙线、牙间隙刷清洁。

由此可见，牙缺失后，邻牙倾斜及缺牙区牙槽骨吸收，造成软组织退缩，在完成种植修复后，部分患者会出现食物嵌塞的情况，水平性食物嵌塞常难以解决，而对于垂直性食物嵌塞，通常处理后可得到良好解决，因此医生在取模前需对可能造成食物嵌塞的因素进行处理。

我们来看另一位患者 H₃，其 36、46 完成种植修复后同样抱怨修复体与近中天然牙接触的地方常出现食物嵌塞。**那么造成这位患者食物嵌塞的原因是什么呢？**医生 H₃ 对患者接触点进行详细检查后，判断原因是邻牙邻面凸度过大，邻接面接触面积过小而造成的食物嵌塞（图 3-1-33，图 3-1-34），因此决定重新取模制作最终牙冠。在征得患者同意且不影响患者天然牙的前提下，该医生对 35、45 远中面进行适当调磨（图 3-1-35），减小了 35、45 远中面的凸度（图 3-1-36，图 3-1-37），从而适当增加了与修复体的接触面积。经过这样的处理并重新取模，完成冠修复后，患者 36、46 的食物嵌塞问题得到了妥善解决。

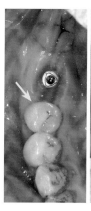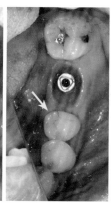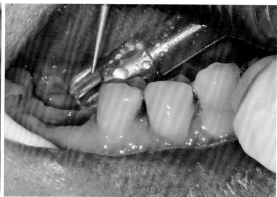

图 3-1-33　45 远中邻面凸度较大（黄色箭头示）

图 3-1-34　35 远中邻面凸度较大（黄色箭头示）

图 3-1-35　调磨 45 远中邻面

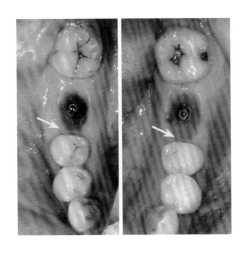

图 3-1-36　完成调磨后 45 远中邻面（黄色箭头示）

图 3-1-37　完成调磨后 35 远中邻面（黄色箭头示）

五、修复距离不足

患者 I$_3$ 的 46、47 种植术后 4 个月，影像学、口内检查确定 46、47 种植体已达到取模要求（图 3-1-38~ 图 3-1-40），但常规检查修复空间后发现 17 舌尖伸长，47 戴入高度为 6mm 的愈合基台后直接与 17 舌尖接触（图 3-1-41），提示垂直修复空间小于 6mm，这样的空间可以满足修复的条件吗？

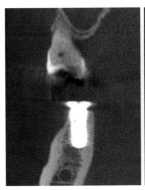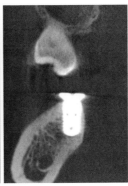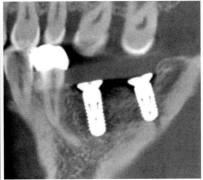

图 3-1-38　种植术后 4 个月，CBCT 冠状面显示 46 种植体骨结合良好

图 3-1-39　种植术后 4 个月，CBCT 冠状面显示 47 种植体骨结合良好

图 3-1-40　种植术后 4 个月，CBCT 矢状面显示 46、47 种植体骨结合良好

垂直修复距离为种植体植入至骨平面后与对颌牙的距离，包括基台的高度、穿龈高度及修复牙冠的厚度。其中为保证足够的粘接强度，基台高度至少需5mm，同时目前所采用的种植系统其基台至少都有1mm的穿龈高度，牙冠的厚度则取决于其材质，通常烤瓷冠需要2mm厚度，氧化锆全瓷冠至少需要0.7mm，因此一般建议垂直修复距离至少为5mm+1mm+0.7mm≈7mm。

如果修复距离不足时，我们直接进行取模、修复，会有什么样的后果呢？这将导致牙冠短小，基台粘接高度不足，牙冠容易脱落。因此征得患者同意后，调磨17舌尖约1mm（图3-1-42），此时仅磨除部分牙釉质，17未产生不适。而后取模，为防止脱落，最终46、47采用联冠修复。若所需调磨量过多，则建议行正畸压低对颌牙，以获得足够的修复距离。

如果对颌牙没有明显伸长，𬌗曲线尚可，即使深埋种植体以期获得足够修复距离，但仍出现修复距离严重不足的情况又该如何处理呢？我们来看下面一个病例。

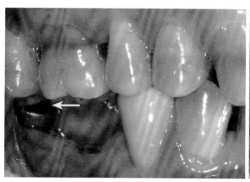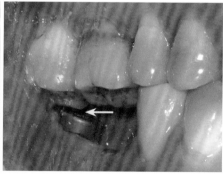

图3-1-41　47使用6mm高度的愈合基台检查修复距离，黄箭头示愈合基台与对颌牙发生接触

图3-1-42　以此为基准调磨对颌牙1mm（黄色箭头示6mm高度愈合基台和对颌牙之间约有1mm间隙）

患者 J₃ 种植术后 4 个月（图 3-1-43），影像学检查发现种植体周围骨密度较低（图 3-1-44），考虑先行临时修复体修复以做功能训练（图 3-1-45，图 3-1-46）。临时修复体使用 3 个月后，种植体骨结合良好（图 3-1-47），进行最终修复取模（图 3-1-48）。此时对颌牙并无明显伸长，垂直修复距离约 5mm，患者不接受正畸压低的方式；若调磨对颌牙增加垂直距离，预估调磨量太多、损伤太大，现有条件无法采用粘接固位，因此最终修复考虑采用螺丝一体化冠修复，最终戴入氧化锆螺丝一体化冠（图 3-1-49，图 3-1-50），影像学检查显示基台就位良好（图 3-1-51）。

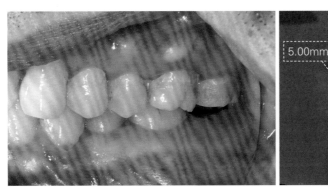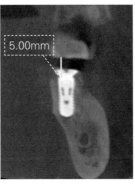

图 3-1-43　37 修复距离不足

图 3-1-44　种植术后 4 个月，CBCT 冠状面显示 37 种植体周围骨密度偏低

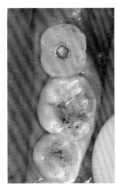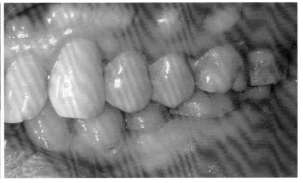

图 3-1-45　牙尖交错𬌗时，37 临时修复体为轻咬合

图 3-1-46　37 临时修复体侧面观暴露较少

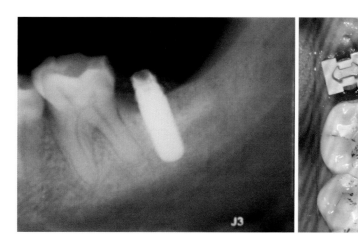

图 3-1-47　临时修复体使用 3 个月后,根尖片显示种植体骨结合良好

图 3-1-48　口内就位转移体行最终取模

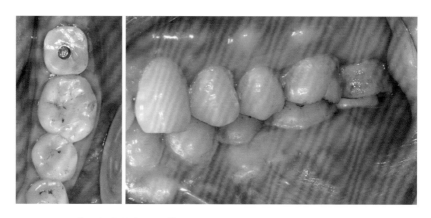

图 3-1-49　戴入氧化锆螺丝一体化冠殆面观

图 3-1-50　氧化锆螺丝一体化冠颊侧观

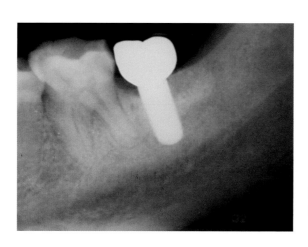

图 3-1-51　根尖片显示基台、牙冠就位良好

第二节 修复距离不足的解决方法

本系列丛书《口腔种植的精准植入技巧——如何避免种植手术的毫米级误差》中阐述了当后牙修复距离不足时，可通过深埋种植体或配合正畸压低以获得足够修复空间。同时，在术后等待骨结合的过程中，我们一般会采用保持器维持修复空间。即便如此，仍会因患者配戴保持器依从性欠佳等原因导致取模时修复距离不足。本节列举了几种常用的解决修复距离不足的方法，供临床医生参考。

一、调磨对颌牙

患者 K_3 的 47 种植术后，拟行种植取模。在确定 47 种植体达到取模要求后，医生 K_3 检查了垂直修复距离，由于 47 长期缺失未修复，对颌牙 17 的舌尖伸长，初步检查时发现垂直修复距离不足（图 3-2-1）。为进一步确认垂直修复距离是否足够，该医生在旋入 6mm 高度的愈合基台后，发现愈合基台与对颌牙功能尖接触（图 3-2-2），表明 47 的垂直修复距离不足 6mm。

在与患者充分沟通后，患者同意调磨对颌牙。此时口内愈合基台高 6mm，需调磨出 1mm 左右的修复间隙。那么如何确定调磨的牙体量已达到 1mm 呢？

在适当调磨后，可将 5 层 200μm 的咬合纸置于 17 与愈合基台之间，嘱患者行牙尖交错位咬合，当 17 𬌗面未见咬合印迹时，说明已获得 1mm 以上的空间。根据这一方法，医生在调磨完成后，再次检查垂直修复距离（图 3-2-3），发现 17 功能尖与愈合基台之间已有 1mm 以上的明显间隙。

通过上述方法，种植牙位可获得足够的修复距离及更佳的修复效果。但若调磨过多对颌牙，常会引起牙本质敏感。因此，当对颌牙明显伸长的患者，建议与患者沟通，采用正畸压低的方式。

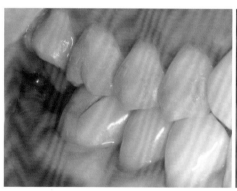 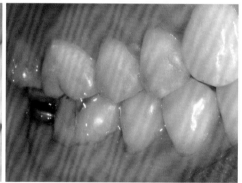

图 3-2-1　口内检查表明垂直修复距离略不足

图 3-2-2　放置直径 6mm、高度 6mm 的愈合基台后，愈合基台与对颌牙 17 功能尖接触

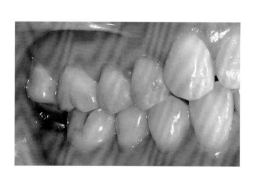

图 3-2-3　调磨对颌牙 17 后，获得了良好的修复空间

二、正畸压低对颌牙

当对颌牙明显伸长，需大量调磨才可获得足够修复空间时，为了尽量不损伤对颌牙，我们建议采用正畸压低的方式，一方面旨在获得足够的咬合空间；另一方面旨在恢复正常的𬌗曲线。

患者 L_3 的 26、27 缺失，术前口内检查发现 37 明显伸长致使修复距离不足（图 3-2-4）。如果只依靠调磨 37 的方式获得修复空间，调磨量会很大，极可能损伤牙髓。与患者沟通后，患者选择正畸方式压低对颌牙。我们在 26、27 位点植入两颗植体后（图 3-2-5），患者开始接受隐形矫治配合橡皮圈同时压低 36、37（图 3-2-6）。通过正畸压低的方式，患者的 36、37 与术前相比被明显压低（图 3-2-7）。术后 6 个月行二期手术更换愈合基台（图 3-2-8），使用 6.5mm 高的愈合基台检测发现修复距离足够（图 3-2-9）。取模（图 3-2-10）后安装最终修复体（图 3-2-11），牙冠准确到位（图 3-2-12）。

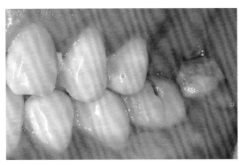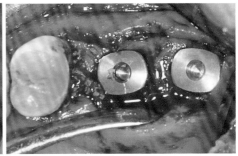

图 3-2-4　37 明显伸长致使修复距离不足

图 3-2-5　26、27 位点植入两颗种植体

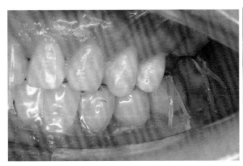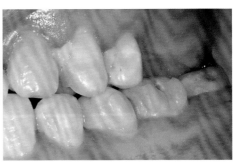

图 3-2-6　开始正畸治疗

图 3-2-7　37 较术前被明显压低

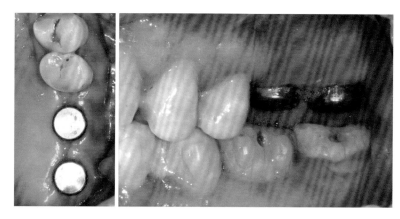

图 3-2-8   26、27 更换愈合基台

图 3-2-9   使用 6.5mm 高度的愈合基台检查示修复距离足够

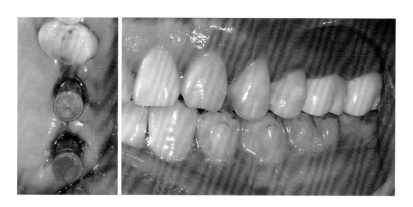

图 3-2-10   最终取模

图 3-2-11   戴入最终修复体

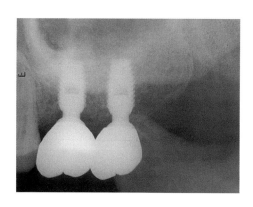

图 3-2-12   根尖片显示基台、牙冠到位

患者 L_3 戴牙 1 年后复查，口腔清洁，卫生良好，牙龈颜色、质地正常（图 3-2-13），26,27 修复体颊侧正中探诊深度约为 2mm（图 3-2-14，图 3-2-15），患者对治疗效果满意。

正畸压低对颌牙的方式需要种植医生和正畸医生的充分沟通，以保证获得足够的修复空间。此外，正畸方式不仅可用于垂直修复空间不足的病例，对于有些近远中修复距离不足、邻牙倾斜的病例也适用。

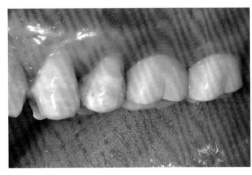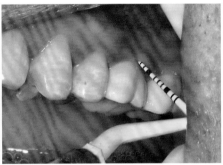

图 3-2-13　1 年后复查牙龈颜色、质地正常

图 3-2-14　26 修复体颊侧正中探诊深度约为 2mm

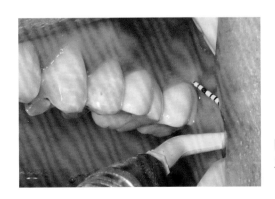

图 3-2-15　27 修复体颊侧
正中探诊深度约为 2mm

三、临时修复体压低对颌牙

对于对颌牙明显伸长的患者，一般我们建议采用正畸压低对颌牙的方式获得足够的修复空间。但正畸压低的方式是否都能获得满意的效果呢？正畸效果不满意时我们又该通过什么方法获得修复空间呢？我们来看下一个病例。

患者 M₃ 的 17 缺失，由于 47 伸长导致修复空间不足（图 3-2-16），与患者沟通种植术后等待骨结合期间可行隐形矫治（图 3-2-17）。计划先用矫治器配合橡皮筋设计压低 47，若效果不佳，仍需配合种植支抗压低。戴完 8 副（图3-2-18）矫治器后复诊发现 47 无明显变化，且此时 46、47 间出现 1~2mm 左右的间隙（图 3-2-19）。

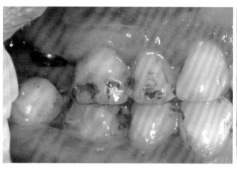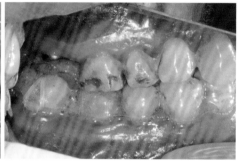

图 3-2-16　47 伸长导致修复空间不足

图 3-2-17　隐形矫治器配合橡皮筋设计压低 47

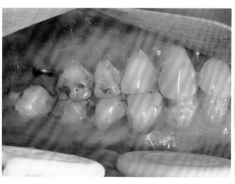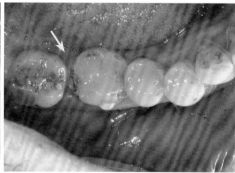

图 3-2-18　戴完 8 副矫治器后复诊示 47 无明显变化

图 3-2-19　46、47 之间出现 1~2mm 左右的间隙（黄色箭头示）

游离端压低磨牙是否容易出现对颌牙移位呢?

与正畸科医生讨论后发现,在游离端利用橡皮筋压低磨牙可能存在以下缺点:首先,矫治器在牙列末端卡抱力不足,没有远中邻牙的辅助固位,容易翘起;其次,橡皮筋对矫治器有向上的形变力,而矫治器的材料不足以抵抗该形变力,使矫治器边缘翘起;再者,附件个数可能无法提供足够的固位力;最后,向下压低的力不足以压低下颌磨牙,且可能造成其他方向的力量导致脱套。

此时停止使用矫治器,2个月后发现46、47之间的间隙消失(图3-2-20)。

该病例中正畸压低对颌牙效果不明显,那么我们又该如何获得足够的修复空间呢?

医生 M_3 对患者进行取模,制作了临时修复体(图3-2-21),计划使用17临时修复体压低对颌牙。口外临时修复体咬合面添加一层自凝树脂,戴入口内调至余留牙可以抽出600μm的咬合纸(图3-2-22),即17临时修复体增高了600μm(图3-2-23,图3-2-24)。同正畸科和关节科讨论后认为,单次升高1mm以内可以接受,但需每周复查。

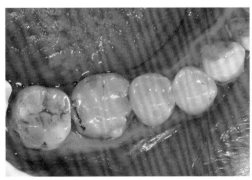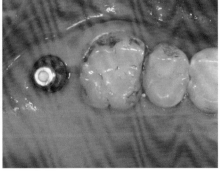

图 3-2-20 停止使用矫治器 2 个月后 46、47 之间的间隙消失

图 3-2-21 取模制作临时修复体

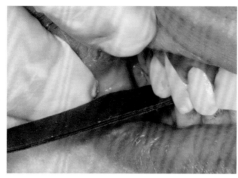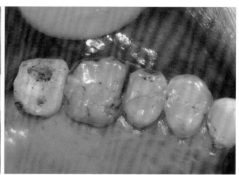

图 3-2-22　临时修复体咬合面添加一层自凝树脂,调至余留牙可抽出 600μm 的咬合纸

图 3-2-23　咬合面观:17 临时修复体殆面增高 600μm

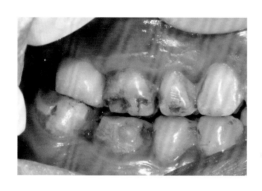

图 3-2-24　侧面观:17 临时
修复体殆面增高 600μm

　　戴入 1 周后（图 3-2-25），余留牙咬合 3 张 200μm 咬合纸抽不出，患者感觉刚戴时咬合很高，但逐渐适应。戴入 3 周后（图 3-2-26），发现余留牙可以抽出 100μm 咬合纸。戴入 5 周后（图 3-2-27），余留牙无法抽出 100μm 咬合纸，但患者仍感觉右侧咬合高。戴入 3 个月后（图 3-2-28），右侧后牙区已基本达到均匀接触。此时完成了 17 的最终种植修复（图 3-2-29，图 3-2-30），根尖片显示 17 种植体牙槽骨无明显异常，骨结合良好（图 3-2-31）。

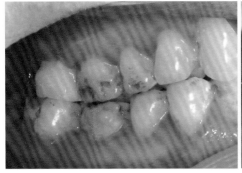
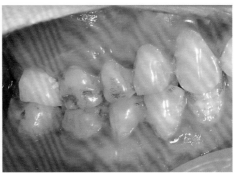

图 3-2-25 戴入 1 周后侧面观

图 3-2-26 戴入 3 周后侧面观

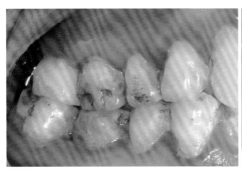
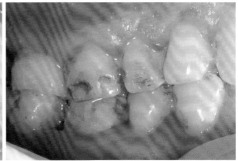

图 3-2-27 戴入 5 周后侧面观

图 3-2-28 戴入 3 个月后侧面观：右侧后牙区已基本达到均匀接触

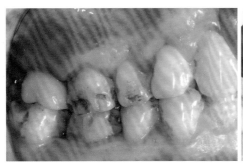
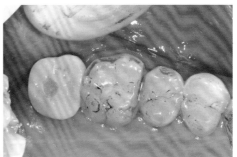

图 3-2-29 完成最终修复侧面观

图 3-2-30 完成最终修复殆面观

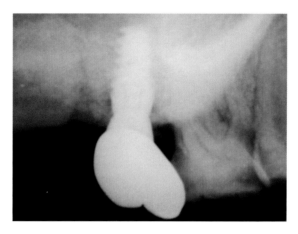

图 3-2-31　修复后根尖片显示种植体周围牙槽骨无明显异常，骨结合良好

　　该病例使用临时修复体逐渐压低对颌牙，是在隐形矫治效果不满意，且患者不愿行种植体支抗压低磨牙时，作为一种辅助手段的选择，远期效果仍需进一步观察。那么临时修复体压低对颌牙的患者的纳入标准是怎样的呢?首先，需观察患者的面型，分析是否为高角患者（SN-MP 角 >40°），高角患者使用临时修复体压低对颌牙较低角患者出现关节不适风险增加。因此单颗牙缺失时，SN-MP 角 <40°，种植体骨结合良好，则可考虑应用临时修复体压低。其次，检查患者的开口度和开口型，关节肌肉有无症状等。然后检查拟压低对颌牙的牙周及根尖情况，压低前和压低后拍根尖片以作对比。在戴入临时修复体前进行口腔扫描或者制取藻酸盐模型，测量其临时修复体及天然牙临床牙冠高度而便于对比，排除临时修复体磨耗变短的可能。临时修复体升高的距离需严格把握，保证患者复诊次数，每次复诊均需仔细观察调整咬合，避免造成颞下颌关节负担过重。

　　使用临时修复体压低对颌牙，为临床上对颌牙明显伸长但正畸无法成功压低的患者提供了新的思路，但在选择该方式时仍需慎重，现阶段仍不可作为常规压低对颌牙的方式。

第三节 ▌种植体水平取模

前两节对单颗后牙取模中的常见问题及解决方法进行了探讨，那么规范化的单颗后牙取模流程是怎么样的呢？

根据转移目的不同，后牙取模分为种植体水平取模和基台水平取模。其中，种植体水平取模是将种植体在口腔内的位置、方向转移到工作模型上。这种取模方式可以后期自己选择基台，再将基台安装在工作模型上完成上部牙冠的制作。按照取模方式的不同，又分为非开窗式取模和开窗式取模两种。

一、常规单颗后牙非开窗式取模

非开窗式转移体带有弹性结构，以卡抱的形式固定在种植体上；或带有抗旋转部分，以固定螺丝拧紧在种植体上，托盘无需开窗，完成口内印模后将种植替代体或转移体整个按一定的方向插回印模材料中。非开窗式取模因其操作方便、简单快捷的特点，在单颗后牙种植取模中最为常用。

患者 N_3 的 26 因龋病拔除 1 年（图 3-3-1），口腔卫生良好，6 个月前行 26 种植体植入术，拟行 26 种植体取模。**根据第一章所述内容，应如何判断是否已达到取模时间了呢？**首先，医生 N_3 对 26 种植体进行了影像学检查，可见种植体周围骨维持良好（图 3-3-2）；随后，医生对其手术记录、口内情况进行了检查，未见黏膜红肿、出血、流脓，修复距离尚可（图 3-3-3）；最后，从时间上看，愈合时间已超过 4 个月，因此医生判断 26 种植体已达到了取模的标准，遂对 26 种植体进行了印模制取。

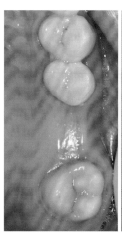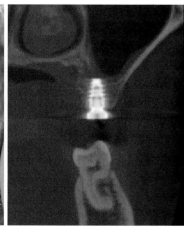

图 3-3-1　26 缺失

图 3-3-2　CBCT 显示 26 种植体周围骨维持良好

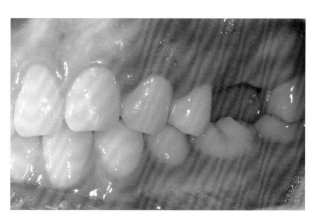

图 3-3-3　检查垂直修复距离尚可

取模前口内观察可见患者愈合基台处于半潜入式状态，愈合基台颊侧部分低于黏膜并被黏膜覆盖（图 3-3-4），**那么这种情况下能否进行二期手术取下愈合基台呢?我们来看这位医生是怎么处理的呢?**

为减少患者不适，避免不必要的操作，并节省椅旁操作时间，医生先尝试拧松愈合基台，但在操作前需告知患者会有一定疼痛，如不能忍受可及时通过手势告知，医生在尝试后发现可拧松愈合基台，但由于远中软组织覆盖，**医生无法通过一次性镊子取下，那么遇到这种情况怎么办呢?**该医生将一次性镊子更换为无菌小脉镊，通过小脉镊更为强大的夹持力，取下了愈合基台，整个过程中患者并无明显不适，从而避免了二期手术的创伤和不适。在取下愈合基台后 16 牙龈袖口没有明显出血、流脓（图 3-3-5），因此该医生用生理盐水对牙龈袖口进行了冲洗，以利于转移体口内就位，同时清洁牙龈袖口，避免异物感染。

冲洗后将非开窗式转移体在口内就位（图 3-3-6），此时要注意转移体抗旋转部分应充分暴露。固定好转移体后对种植体拍摄根尖片，确认转移体与种植体的连接部分是否密合（图 3-3-7）。

在本章第一节中我们已经讨论过，这类非开窗式转移体顶端的螺丝孔可能会影响转移体在印模中的重新就位。因此，我们需要如图 3-3-6 中所展示的，在拧紧转移体后，使用小棉球封闭该孔，将螺丝孔填平，从而避免印模材料的进入，避免形成影响转移体准确就位的螺丝孔阳模。

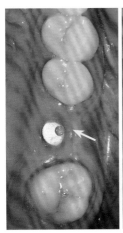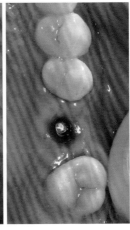

图 3-3-4　取模前愈合基台
（黄色箭头示愈合基台颊侧部分为软组织覆盖）

图 3-3-5　取下愈合基台,无红肿、出血,生理盐水冲洗

该医生在完成取模操作之后，选用平齐最高侧龈缘（颊侧）甚至略高于龈缘的愈合基台替换了原口内愈合基台，对软组织进行塑形，以期形成良好的牙龈袖口，避免软组织覆盖愈合基台，利于后期上部修复时基台及牙冠的就位（图3-3-8）。**此处可能出现造成患者不适的细节，大家是否注意到了呢?**医生在更换了高愈合基台后，愈合基台颊腭侧黏膜受到愈合基台的压迫，黏膜出现了发白的现象，此时患者会感到26区黏膜有发胀甚至胀痛的感觉，**那么这样的压迫会不会有什么影响呢?**此时可观察5~10分钟，判断受压迫的黏膜血供能否恢复，即能否逐渐恢复为正常的颜色，同时应结合患者的主观症状。如患者发胀或胀痛的感觉得到缓解，同时口内黏膜颜色变为粉红或正常颜色，则表示这样的压迫不会对黏膜产生明显影响；如患者发胀或胀痛的感觉未得到缓解，口内黏膜仍发白，则表明愈合基台的选择不合适，需重新更换直径更细的愈合基台或对愈合基台周围黏膜进行减张处理，如不处理则可能会造成局部持续性疼痛，甚至发炎、化脓。

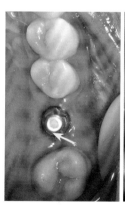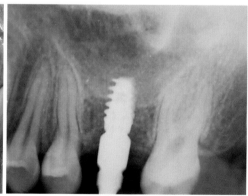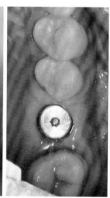

图 3-3-6　转移体口内就位（黄色箭头示利用小棉球封闭螺丝孔）

图 3-3-7　根尖片显示转移体就位

图 3-3-8　完成取模后，更换为高愈合基台

综上所述，常规单颗后牙非开窗式取模的步骤可简化为以下几步（图3-3-9）：

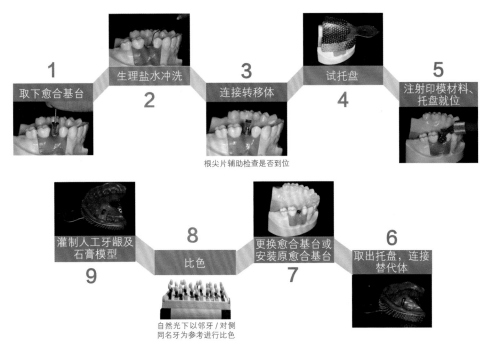

图 3-3-9　常规单颗后牙非开窗式取模流程图

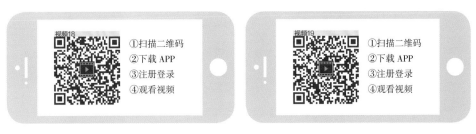

视频 18　单颗后牙非开窗式印模（口内）　　　视频 19　单颗后牙非开窗式印模（模型）

二、常规单颗后牙开窗式取模

开窗式取模使用的是带有开窗的托盘，转移体需在拧松中央固定螺丝后才能跟随印模材料一并取出。开窗式取模精确度较高，多用于多颗牙取模的病例。但当患者单颗后牙种植体上方牙龈较厚，非开窗式转移体无法获得稳定性时，便可采用开窗式取模以准确复制种植体的位置和方向。

常规单颗后牙开窗式取模的步骤可简化为以下几步，其与非开窗式取模的主要差别如图3-3-10所示：

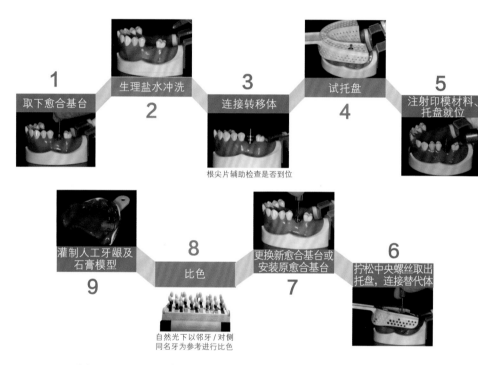

图 3-3-10　常规单颗后牙开窗式取模流程图

①扫描二维码
②下载 APP
③注册登录
④观看视频

视频 20　单颗后牙
开窗式印模

第四节 ▎基台水平取模及其适应证

　　基台水平取模是将基台在口腔内的位置、方向转移到工作模型上的取模方法。在去除愈合基台后，安装最终基台（图3-4-1）并拧紧或敲击到位后，安装基台印模套筒（图3-4-2），待印模取出后，将专用的基台与种植体一体的替代体（图3-4-3）插回印模中。基台取模的优点是基台不参与加工过程，保证了种植体和基台的准确密合，且基台不会反复试戴，避免了对牙龈的刺激。基台取模适用于种植体位置良好、基台无需调改的单颗牙病例，若基台需要调磨则仍建议采用种植体水平取模。

　　患者 O_3 的36种植手术完成3个月后愈合良好，黏膜无红肿，颊侧丰满度稍不足（图3-4-4），修复空间尚可（图3-4-5），CBCT显示种植体骨结合情况良好（图3-4-6，图3-4-7），可进行二期手术。由于颊侧丰满度欠佳，因此医生 O_3 进行了偏舌侧切口（图3-4-8），更换愈合基台，近中采取L形转瓣缝合（图3-4-9）。取模时颊侧丰满度得到改善（图3-4-10），取下愈合基台后安装无肩修复基台，敲击到位（图3-4-11），可见基台无需调改，安装印模套筒（图3-4-12，图3-4-13），取模完成后灌模（图3-4-14，图3-4-15），在基台上制作基台保护帽（图3-4-16，图3-4-17），比色（图3-4-18）。

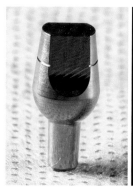 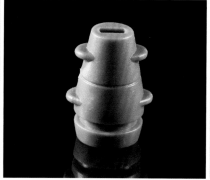 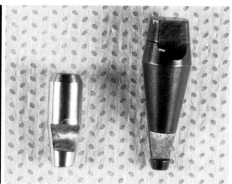

图 3-4-1　该系统修复基台

图 3-4-2　基台印模套筒

图 3-4-3　种植体水平取模的替代体(左),基台水平取模的替代体(右)

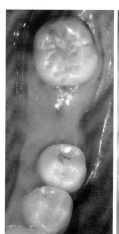 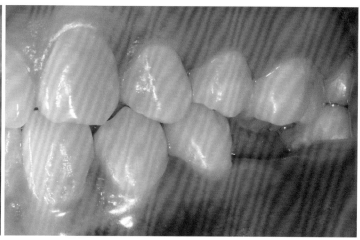

图 3-4-4　36 种植手术 3 个月后,愈合基台未暴露,颊侧丰满度稍不足

图 3-4-5　36 修复空间尚可

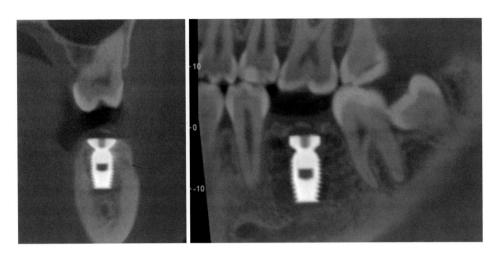

图 3-4-6　CBCT 冠状面显示种植体骨结合情况良好

图 3-4-7　CBCT 矢状面显示种植体骨结合情况良好

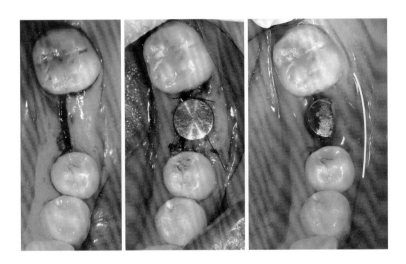

图 3-4-8　二期手术偏舌侧切口

图 3-4-9　更换愈合基台，近中 L 形转瓣

图 3-4-10　取模时颊侧丰满度改善（黄线示）

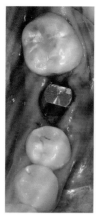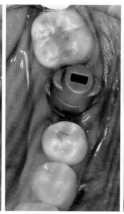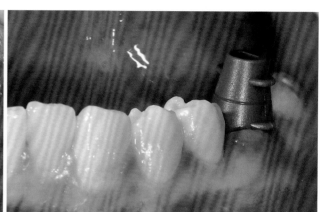

图 3-4-11 安装无肩修复基台,敲击到位

图 3-4-12 安装印模套筒殆面观

图 3-4-13 安装印模套筒颊侧观

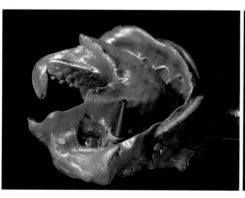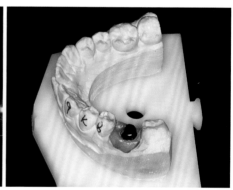

图 3-4-14 取模完成后将替代体插回印模套筒中

图 3-4-15 灌注石膏模型

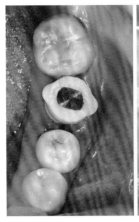
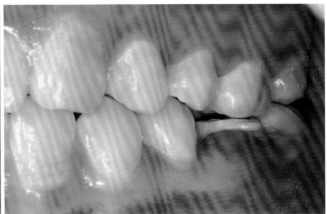

图 3-4-16　戴入基台保护帽

图 3-4-17　基台保护帽与对颌牙未接触

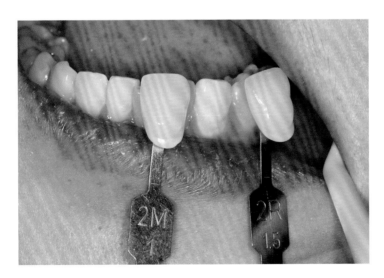

图 3-4-18　比色

综上所述，常规单颗后牙基台水平取模的步骤可简化为以下几步（图 3-4-19）：

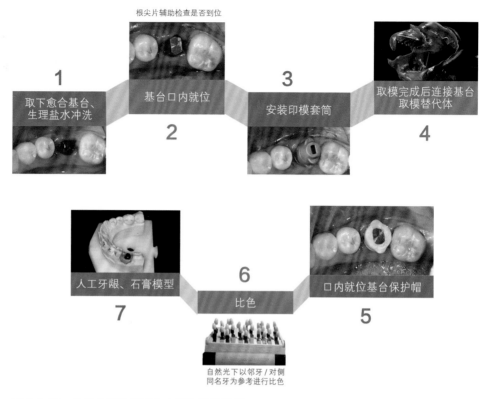

图 3-4-19　常规单颗后牙基台水平取模流程图

①扫描二维码
②下载 APP
③注册登录
④观看视频

视频 21　单颗后牙
基台水平取模

第五节 数字化取模

　　种植体水平取模和基台水平取模作为临床上较为常用的取模方法，仍存在一些缺点，如取模、灌注模型、制作牙冠过程中均可产生误差导致牙冠制作不准确，患者对印模材料有不适感等。随着数字化技术的发展，数字化种植取模也开始逐渐应用于临床。数字化取模取消了传统的使用印模帽、印模材料、灌注模型等步骤，在口内安装扫描杆，通过采集三维数据直接获得种植体的三维位置及与邻牙、对颌牙的位置关系，在电脑上设计最终牙冠。

　　患者 P_3 的 26 缺失，口内检查可见修复距离尚可（图 3-5-1），牙槽嵴宽度尚可（图 3-5-2）。CBCT 检查发现上颌窦底不平坦，邻牙牙根突入上颌窦内，剩余骨高度最高处约 13.38mm（图 3-5-3，图 3-5-4）。**对于此类上颌窦底极不规则的病例我们应该怎样制订手术计划呢?**经过仔细测量患者的 CBCT，我们发现若将种植体植入剩余骨的三维区域内，可避免损伤上颌窦，使手术更为简便（图 3-5-5）。因此术前拟采用数字化导板精准定位，避开窦腔。制作牙支持式数字化导板（图 3-5-6），将种植体植入术前设计好的理想三维位置（图 3-5-7，图 3-5-8）。

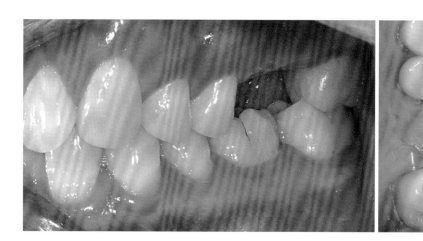

图 3-5-1 26 修复距离尚可

图 3-5-2 26 牙槽嵴宽度尚可

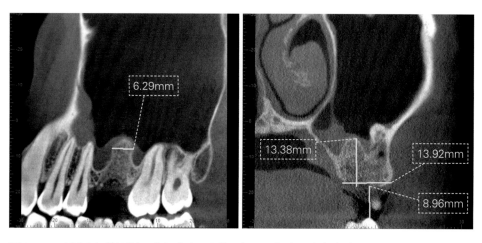

图 3-5-3 CBCT 矢状面显示上颌窦底不平坦,邻牙牙根突入上颌窦内

图 3-5-4 CBCT 冠状面显示上颌窦底不平坦,剩余骨高度最高处约 13.38mm

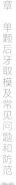

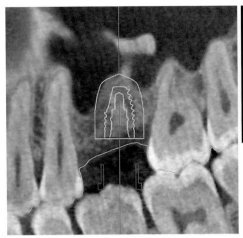

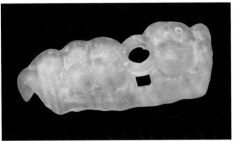

图 3-5-5　拟将种植体植入剩余骨三维区域内

图 3-5-6　制作牙支持式数字化导板

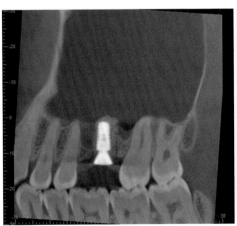 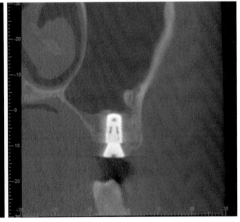

图 3-5-7　术后 CBCT 矢状面显示种植体准确植入剩余牙槽骨内

图 3-5-8　术后 CBCT 冠状面显示种植体准确植入剩余牙槽骨内

术后4个月取模时我们计划再次使用数字化技术对患者P₃进行精准取模，那么我们应该如何操作? 又需获得哪些信息呢? 医生P₃将数字化扫描杆安装在种植体上，使用口内扫描枪逐个区域扫描，重点扫描与制作26最终冠密切相关的邻牙邻面及对颌牙的相关信息，并得到完整的口内扫描记录(图3-5-9，图3-5-10)。虽然目前口腔扫描系统也可以给出比色建议，但由于干扰因素很多，比如灯光、取色区域不同等，目前常规仍建议手动比色(图3-5-11)。戴入CAD/CAM制作的个性化基台及牙冠(图3-5-12，图3-5-13)，根尖片显示牙冠到位(图3-5-14)，口内再次检查咬合，发现调磨量很小便可达到理想的咬合关系，再次验证了数字化取模、制作牙冠的准确性。

综上所述，常规单颗后牙数字化取模的步骤可简化为以下几步(图3-5-15):

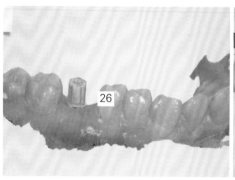
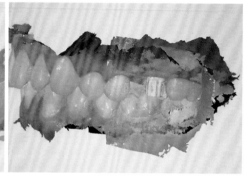

图 3-5-9　安装扫描杆扫描

图 3-5-10　获取咬合信息

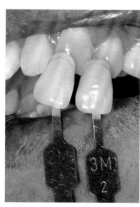
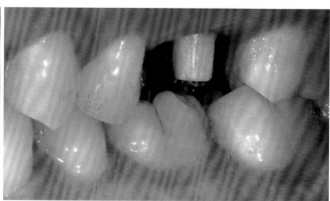

图 3-5-11　比色

图 3-5-12　戴入个性化基台

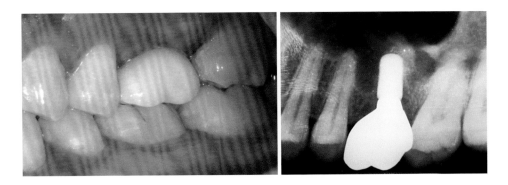

图 3-5-13　戴入最终冠

图 3-5-14　根尖片显示基台、牙冠到位

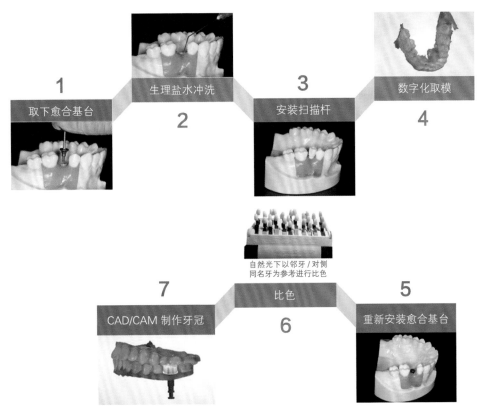

图 3-5-15　常规单颗后牙数字化取模流程图

①扫描二维码
②下载 APP
③注册登录
④观看视频

视频 22　单颗牙
数字化取模

　　随着临床工作的日益繁重，一种综合了常规取模和数字化取模的新的取模方式开始应用于临床，即将数字化扫描杆口内安装在种植体上后，采用硅橡胶或聚醚直接对上、下颌取模，待材料凝固后取出，灌注石膏模型，扫描杆的位置便被复制到石膏模型上，将石膏模型送去制作中心由技师再次对模型进行数字化采集，计算机获取种植体的位置及方向，经 CAD/CAM 制作最终牙冠。该取模方式无需在临床上使用扫描仪，节约了成本，并极大地节省了医生操作的时间。但由于该方法无法精准获取牙龈形态，因此不建议用于前牙。

　　患者 Q_3 的 36 种植手术后 3 个月复查时发现口内愈合情况良好（图 3-5-16），垂直修复距离足够（图 3-5-17），根尖片显示种植体骨结合情况良好（图 3-5-18）。**医生 Q_3 计划使用这种综合了常规取模和数字化取模的新的取模方法对患者 Q_3 进行取模，那么应该如何操作呢？**

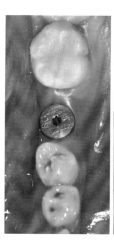
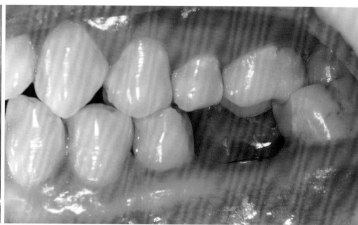

图 3-5-16　36 种植手术 3 个月后，口内愈合基台完全暴露

图 3-5-17　垂直修复距离足够

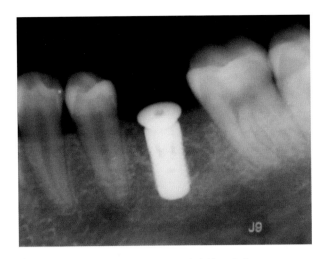

图 3-5-18　根尖片显示种植体骨结合情况良好

　　医生 Q_3 旋出愈合基台，可见牙龈袖口愈合良好（图 3-5-19），生理盐水冲洗后将数字化扫描杆口内就位（图 3-5-20~ 图 3-5-22），根尖片显示扫描杆准确就位（图 3-5-23）。使用聚醚橡胶制取印模以准确获得扫描杆的外形（图 3-5-24），比色（图 3-5-25），重新安装愈合基台，此时医生的工作完成。模型送至加工中心处理灌注石膏模型（图 3-5-26）。数字化扫描灌注好的石膏模型获得扫描杆的位置（图 3-5-27），进而获得骨内种植体的位置（图 3-5-28），在此基础上制作 CAD/CAM 牙冠（图 3-5-29）。

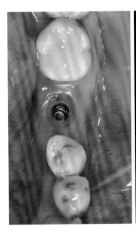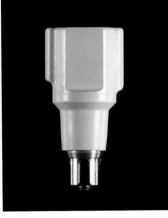

图 3-5-19　牙龈袖口良好

图 3-5-20　该系统数字化扫描杆

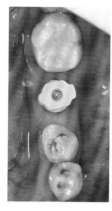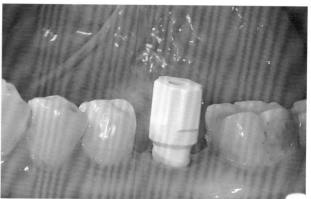

图 3-5-21　数字化扫描杆口内就位𬌗面观

图 3-5-22　数字化扫描杆口内就位颊侧观

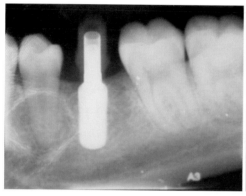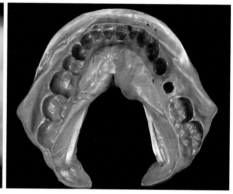

图 3-5-23　根尖片显示扫描杆准确就位

图 3-5-24　使用聚醚橡胶制取印模,准确获得扫描杆的外形

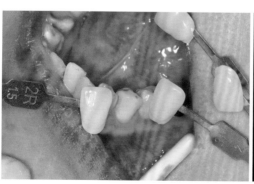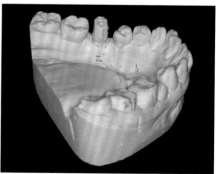

图 3-5-25　比色

图 3-5-26　灌注石膏模型

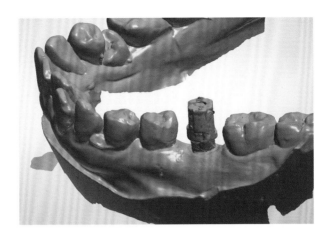

图 3-5-27　数字化扫描获得扫描杆的位置

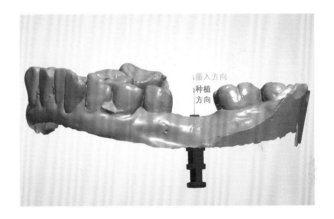

图 3-5-28　数字化扫描获取种植体位置

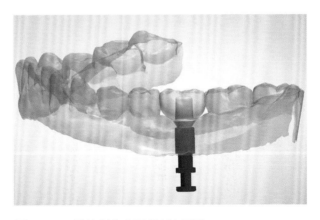

图 3-5-29　设计制作 CAD/CAM 牙冠

第四章
连续多颗后牙取模及
常见问题和防范

第一节 | 初学者的常见问题和防范

相较于上一章所讲的单颗后牙取模，连续多颗后牙取模操作更复杂，方法更多样，适应证的选择也更严格。由于临床上连续多颗后牙缺失的情况不如单颗后牙缺失常见，导致医生处理这种病例的经验相对不足。那么在临床的实际操作中，初学者会遇到什么样的问题，造成这些问题的原因以及解决方案又分别是什么呢？

一、取模方法选择误差

如前文所述（第三章第三节），种植体水平取模包括开窗式取模和非开窗式取模两种方法。在临床上，由于医生对适应证掌握不准确，常常误用这两种方法。

患者 A_4 的 35—37 缺失，4 个多月前于 35、37 牙位分别植入了一颗种植体，连接直径 6mm、高度 3mm 的大直径愈合基台。本次就诊口内检查黏膜无红肿，无瘘管（图 4-1-1）。CBCT 显示种植体周围无骨吸收，骨结合情况良好（图 4-1-2）。根据上述检查，医生 A_4 认为患者已达到二期手术及取模的要求。

继而医生 A₄ 开始取模，旋下愈合基台后将转移体如图 4-1-3 所示就位于种植体上，大家觉得医生 A₄ 这一步的做法有什么问题吗？

医生 A₄ 在取模方法的选择上存在问题。

患者 A₄ 将来计划进行双端桥修复，而医生 A₄ 采用了非开窗式取模法进行取模，若一个种植体位置复制不准确，将来的桥体在戴入过程中可能就无法顺利就位。

对于联冠或者桥体修复，我们建议使用开窗式取模法，以确保印模的精度。

另外，医生 A₄ 所用的非开窗式转移体过短，抗旋转平面未露出于龈上（黄色箭头），这可能会导致取模后位于印模中的转移体过短，印模无法牢固包裹转移体而发生转动或摇摆，造成转移体连接种植体替代体于印模中就位后出现不稳定的现象。

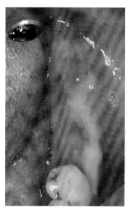
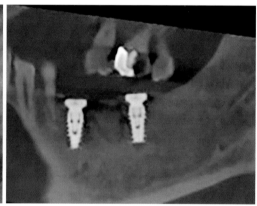

图 4-1-1 　口内检查可见黏膜无红肿，无瘘管

图 4-1-2 　CBCT 显示种植体周围无骨吸收

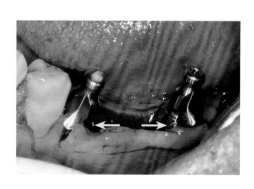

图 4-1-3 　转移体就位于种植体上（黄色箭头示转移体抗旋转平面暴露不足）

二、转移体连接误差

连续多颗后牙取模的过程中，**在正确选择了开窗式转移体后，又可能出现什么问题呢？**

患者 B_4 的 44—46 缺失，于 44、46 牙位植入两颗种植体后，计划行桥体修复。取模时就位开窗式转移体后，医生 B_4 用牙线作为支架，用速凝树脂连接两个转移体（图 4-1-4~ 图 4-1-6），**这样做有什么问题呢？**

我们知道，在进行开窗式取模时，需要将两个转移体进行刚性连接，使得两个转移体成为一个整体，从而防止两颗种植体在取模时可能发生的种植体之间相对位置关系的改变，确保取模的精度，便于将来联冠或桥体的戴入。

然而，在牙线外再覆盖一层速凝树脂进行连接的方法，由于强度不足，连接部分有可能发生折断或变形，无法真正将转移体连接成一个整体。因此不建议使用这种方法。

那么应该如何进行操作呢？

笔者一般使用金刚砂车针将两个转移体进行刚性连接后再行取模（图 4-1-7）；或者由技工室制作低收缩率树脂夹板，在口外模型上用低收缩率树脂夹板将两个转移体相连并断开夹板，释放树脂内应力，然后在口内加用少量低收缩率树脂连接断口（图 4-1-8~ 图 4-1-10），从而避免两个转移体在应力作用下出现互相靠近的趋势，增加印模的准确性。

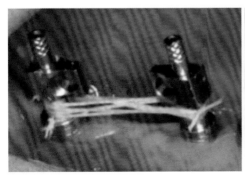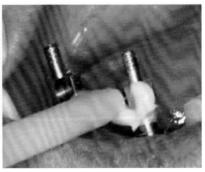

图 4-1-4　牙线捆绑作为支架

图 4-1-5　用速凝树脂连接两个转移体

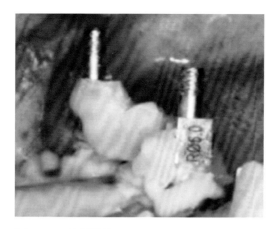

图 4-1-6　注射轻体

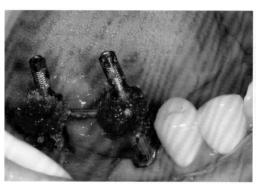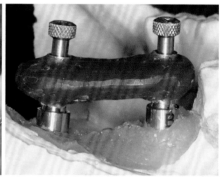

图 4-1-7　金刚砂车针连接开窗式转移体

图 4-1-8　低收缩率树脂夹板连接开窗式转移体

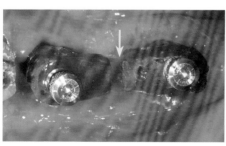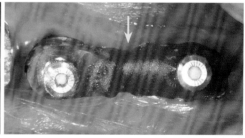

图 4-1-9　转移体口内就位,可见被离断的树脂夹板(黄色箭头示树脂夹板断口)

图 4-1-10　用少量树脂连接树脂夹板断口(黄色箭头示)

三、咬合记录相关的临床误差

（一）未检查患者咬合情况

咬合记录对于制作精确的修复体至关重要。咬合记录能复制原有的尖窝交错关系，并为余留牙列提供稳定与支持。连续多颗后牙缺失时由于接触点减少，模型容易晃动，导致上𬌗架时上、下颌模型的相对位置不准确。此时就需要用咬合记录来稳定和支持模型。

准确的咬合关系记录是建立在稳定的口内咬合关系基础上的，这意味着我们在进行咬合关系的观察和记录时，不能只将目光集中在缺牙区，而应该对患者的全口咬合关系、颞下颌关节进行检查。**那么如果忽略了对患者咬合关系的评价和记录，将会造成什么后果呢？**我们一起来看下面这个病例。

患者 C_4 的 45、46、47 缺失，1 个多月前完成 45、46 的牙冠修复，复查时诉修复侧咀嚼无力，无法咬碎食物。**这是由什么原因造成的呢？**

让我们从取模过程开始寻找答案。

医生 C_4 遵循标准流程为患者取模后，将印模交给技师，技师在上𬌗架过程中发现患者存在不同的咬合状态，导致模型不能与咬合硅橡胶完全吻合。再次对患者 C_4 进行口内检查，发现患者的确存在咬合不稳定的情况。患者习惯于自觉舒适的 3 种不同状态：①咬合状态 1：咬合时第一磨牙紧密接触；②咬合状态 2：下颌还可发生咬合状态 1 情况下的少量前伸及右侧偏移，此时第一磨牙少量接触；③咬合状态 3：在咬合状态 2 的情况下，下颌进一步少量前伸，第一磨牙无接触（图 4-1-11~ 图 4-1-13）。因此，医生 C_4 的错误在于未检查患者的咬合情况，直接选择了患者多种咬合状态中的一种留取了咬合记录。

对于这样的病例，正确的做法是什么呢？

在明确了问题的原因后，医生 C_4 建议患者于关节科就诊，经过治疗稳定了咬合情况后，重新制取了双侧咬合记录，上𬌗架转移咬合关系（图 4-1-14）。

这个病例提示我们，在取模前必须确定患者全牙列的咬合情况，并在正确、稳定的咬合关系下进行取模。

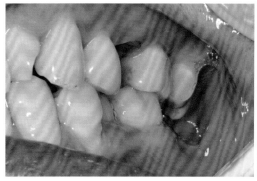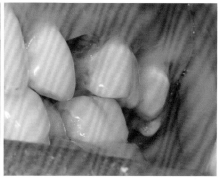

图 4-1-11　咬合状态 1：咬合时第一磨牙紧密接触

图 4-1-12　咬合状态 2：下颌还可发生咬合状态 1 情况下的少量前伸及右侧偏移，此时第一磨牙少量接触

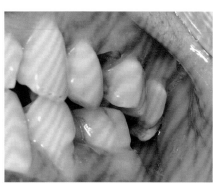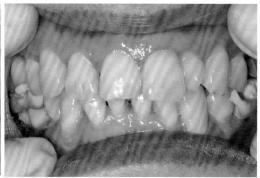

图 4-1-13　咬合状态 3：在咬合状态 2 的情况下，下颌进一步少量前伸，第一磨牙无接触

图 4-1-14　重新取双侧咬合记录

（二）未修整咬合硅橡胶

连续缺失的病例通常需要进行咬合记录，**在制取咬合记录过程中会出现什么问题呢？**

患者 D_4 的 24、25、26 缺失，已行种植体植入术，种植体愈合 4 个多月后患者回来复诊取模。在取模过程中，医生 D_4 使用咬合硅橡胶对其咬合关系进行了记录，然而硅橡胶在模型上无法完全就位。**这是由于什么原因造成的呢？**

分析后不难发现，医生 D_4 留取的硅橡胶咬合记录存在两处误差（图 4-1-15）：

（1）部分硅橡胶与软组织接触（蓝色箭头示）。由于灌注模型的石膏材料不具备口内软组织的可让性，这样的咬合记录硅橡胶无法在模型上精确就位。

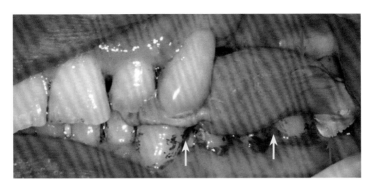

图 4-1-15　咬合硅橡胶与软组织接触(蓝色箭头示),且进入天然牙倒凹区(黄色箭头示),这样的咬合硅橡胶在模型上无法完全就位

（2）硅橡胶进入了天然牙的倒凹区（黄色箭头示）。硅橡胶硬固后，在模型上难以进入天然牙的倒凹区，造成硅橡胶咬合记录难以就位。

此外，医生 D_4 只留取了修复侧的咬合记录，而笔者建议对于咬合不稳定的患者，可以留取双侧后牙的咬合记录，增加咬合的准确性。

那么，这样的问题该如何解决呢？

首先需要在口外对咬合硅橡胶进行修整，去除与黏膜接触、进入邻牙倒凹区的多余部分，消除影响咬合硅橡胶就位的因素。然后在口内重新就位咬合硅橡胶，检查就位情况。

下面，我们将详细介绍咬合硅橡胶留取及修整的要求。

就位较高的愈合基台或转移体，将咬合硅橡胶注射于患者上颌牙的𬌗面，嘱患者慢慢闭口至上、下颌牙轻咬。**为什么需要注射于上颌牙而非下颌牙呢？**原因是任何施加在下颌的力，都可能由于重力的因素，影响患者的闭口运动轨迹，从而影响其正常咬合时的上、下颌位置关系。

待咬合硅橡胶硬固后取下修整。刀片修整，去除包绕牙冠外形高点连线即倒凹区的多余硅橡胶，只留功能尖窝印记，避免硅橡胶在石膏模型上就位时遇到牙冠和软组织阻力。不同系统愈合基台的形态不同，会影响咬合记录的修整过程和要求。如前文所述，愈合基台根据不同形状可分为：圆柱形、锥形、复合形（上部为圆柱形端部，下部为锥形穿龈部分）和个性化愈合基台。**那么不同形态的愈合基台在修整时具体有什么要求呢？**

对于圆柱形愈合基台，咬合硅橡胶修整时注意𬌗龈向不可过厚，以免进入邻牙倒凹区；而锥形愈合基台由于其上宽下窄的形态，相当于最大直径以下均为倒凹区，因此此处的咬合硅橡胶只能留覆盖基台最上方的薄薄一层，否则咬合硅橡胶硬固后较窄的下方部分无法通过愈合基台的上端，从而影响就位；复合形愈合基台上部形状为圆柱形，修整要求与圆柱形相同，特别要注意咬合记录不可进入锥形穿龈部分。

视频 23　圆柱形愈合基台咬合硅橡胶修整方法

视频 24　锥形愈合基台咬合硅橡胶修整方法

　　另外，咬合记录上咬穿或将要咬穿的点周围的印模材料要用刀片轻轻刮掉（图 4-1-16，图 4-1-17）。这是由于咬合记录包裹牙冠轴面，维持咬合运动中水平向的稳定，若一定厚度的印模材料衬垫于牙尖斜面之间会增加垂直向高度，从而升高咬合，破坏原有的颌位关系。修整硅橡胶记录后，再戴回口内校正，检测是否顺利就位，且再次核对此时咬合关系是否和之前检查的真实咬合关系一致，以及硅橡胶有无进入牙冠倒凹和接触软组织（图 4-1-18）。

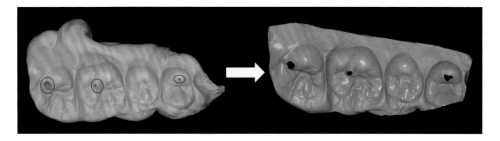

图 4-1-16　右侧修整前后的咬合记录（船面观红圈示需要刮掉的点）

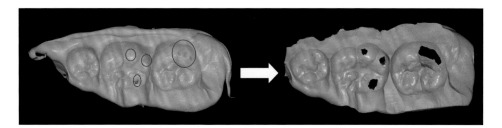

图 4-1-17　左侧修整前后的咬合记录（船面观红圈示需要刮掉的点）

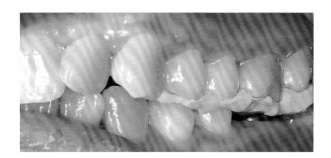

图 4-1-18　咬合硅橡胶修整后口内复位

第二节 ▎连续多颗后牙取模的标准流程

前文已介绍了临床中在多颗后牙连续缺失时，**取模操作过程中会遇到的问题及防范措施，那么如何选择取模方式及其相应的标准流程是什么呢?**

下面我们将按照后期修复方式分类，为大家依次介绍连续多颗后牙种植取模的标准流程。

一、连续多颗后牙单冠修复时的取模流程

在第三章我们详细介绍了单颗后牙修复时的各种取模方法，**其实连续多颗后牙单冠修复可以等同于单颗后牙修复，那么我们如何选择取模方式呢? 首先让我们看一个病例。**

患者 E_4 的 25、26、27 缺失，拟于 25、26、27 牙位各植入 1 颗种植体，后期 25、26、27 种植体拟行单冠修复。术后 4 个月根尖片检查种植体骨结合良好，未见骨吸收（图 4-2-1）。医生 E_4 口内检查，软组织未见黏膜红肿、出血、流脓（图 4-2-2）。

根据上述检查结果，医生 E₄ 判断种植体均已达到取模标准，那么在这种情况下选择哪种取模方式既让操作简单又可以达到精度的要求呢？根据第三章所述，选择开窗式取模法会更加准确，但是这样的方法椅旁操作时间长，托盘需进行开窗，还受到患者张口度限制。如果我们选择非开窗式印模法，有可能某个替代体会出现轻微的移动，但我们可以在后期的戴牙时，通过椅旁的轻微调改来获取准确就位。故在这个病例里面我们选择了非开窗式印模。医生 E₄ 直接使用生理盐水冲洗后在口内就位非开窗式转移体（图 4-2-3），确认转移体就位（图 4-2-4），聚醚制取印模。

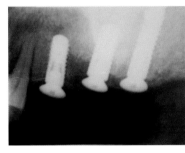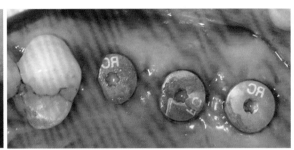

图 4-2-1　根尖片显示种植体骨结合良好

图 4-2-2　口内检查黏膜未见异常

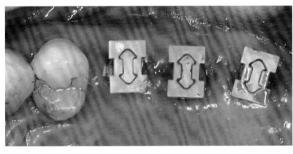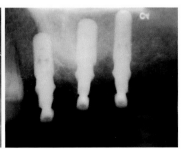

图 4-2-3　25、26、27 口内就位转移体

图 4-2-4　根尖片辅助检查转移体就位

考虑到患者游离端连续多颗牙缺失，咬合关系不够稳定。因此，医生 E_4 完成取模后为患者进行了咬合记录的留取。

通过上面的病例我们获悉连续多颗后牙单冠修复取模时，可以选择非开窗式取模法，通过调整牙冠之间的触点可以达到完全就位；我们亦可以选择开窗式取模的方式提高精确性。但是对于一些张口度不足，全身情况不能耐受长时间口腔操作的患者，连续后牙缺失单冠修复的非开窗式取模法也是可行的。

二、连续多颗后牙缺失种植联冠及桥体修复的取模流程

通过上面的病例，我们获悉了连续多颗后牙单冠修复取模的标准流程。**那么对于联冠或者桥体修复的患者，流程上又会有什么异同点呢？联冠及桥体的数字化取模又有哪些需要注意的？取模时发现种植体轴向之间的角度过大时又该怎么处理呢？**下面通过一些病例让我们一起寻找答案。

（一）传统印模

1. 种植体轴向之间基本平行或存在一定角度　患者 F_4 的 36、37 缺失，4 个月前医生 F_4 于 36、37 位点植入了两颗种植体。现患者种植术后 4 个月复查取模。CBCT 显示种植体周骨维持良好，结合口内检查，未见黏膜红肿、出血（图 4-2-5），医生 F_4 判断 36、37 种植体已达到取模时机。

该患者因 36、37 缺失后，牙槽嵴萎缩，殆龈距离增加，且植入的种植体相对较短，造成冠根比相对失调，为了保证长期的修复机械稳定性，在这个病例中我们采用了联冠修复。**与患者 E_4（图 4-2-1 ~ 图 4-2-4）对比，只是在修复方式上有所不同，其他差异不大，那么我们是否也可以选择非开窗式取模法呢？**实际上联冠修复的取模精度要高于单冠修复的取模精度，对基台的共同就位道有严格的要求。通过上一病例我们知道多颗牙单冠修复时可以通过调改各个牙冠达到就位，但是若联冠出现替代体相对位移后无法通过调改来获得就位时，我们就只能选择更加精确的开窗式取模法，并且取模前要对各个转移体进行刚性连接，减少转移体在取模过程中的微小移动，增加印模的精确性。

因此，我们采用以下的方法进行取模：在顺利旋下愈合基台后（图 4-2-6），我们将开窗式转移体于口内就位（图 4-2-7），并拍摄根尖片辅助判断转移体已完全就位（图 4-2-8）。通过树脂将金刚砂车针固定于两个转移体上（图 4-2-9），从而将两个转移体进行刚性连接，我们选择开窗式托盘完成了印模的制取，检查印模清晰准确，无脱模后进行模型灌注。

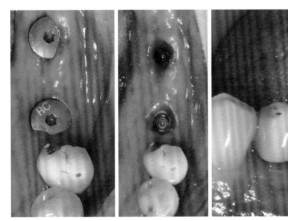
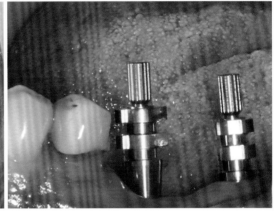

图 4-2-5　36、37 口内愈合基台情况

图 4-2-6　旋下 36、37 愈合基台，生理盐水冲洗

图 4-2-7　开窗式转移体口内就位

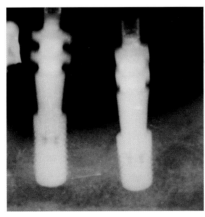
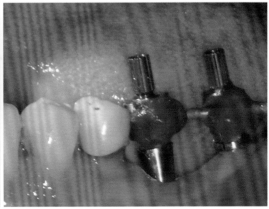

图 4-2-8　根尖片辅助检查就位

图 4-2-9　通过树脂将金刚砂车针固定于两个转移体上，形成刚性连接

视频25

①扫描二维码
②下载 APP
③注册登录
④观看视频

视频 25　转移体之间刚性连接

　　由于受骨量、重要解剖结构位置以及患者张口度等多种因素的影响，有时会出现种植体轴向之间存在一定角度的情况，当角度（两颗种植体中心线延长线之间的角度）超过一定程度时，会影响种植体取模的精确性，进而造成种植体与上部结构之间不能完全被动就位。**那么当种植体轴向之间存在一定角度时，如何取模来确保其精确性呢?** 当种植体轴向之间的角度在20°~25°以内时，有的厂家非官方建议可以使用抗旋转移体（图4-2-10）取模，但同时也有厂家建议可以使用非抗旋转移体（图4-2-11）进行取模，这样更容易获得共同就位道，理论上能获得更精确的取模效果。特别是针对种植体水平的一体化桥修复取模，转移体之间对角度的容忍度很低，建议使用非抗旋转移体取模。

　　从图4-2-10和图4-2-11中，我们可以看到抗旋转移体与非抗旋转移体之间最大的区别是转移体与种植体连接部位设计不同。抗旋转移体是转移体与种植体连接部位具有多边形抗旋结构，常设计为四角形、六角形、八角形、栓条状等抗旋结构。转移体就位于种植体后，与种植体内连接紧密接触，可抵抗旋转外力。非抗旋转移体是转移体仅与种植体连接部分的锥形设计紧密接触，缺乏多边形抗旋结构，转移体就位于种植体，在没有拧紧中央螺丝前，可在种植

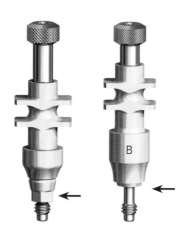

图 4-2-10　抗旋转移体（红色箭头示转移体与种植体连接部位具有抗旋结构）

图 4-2-11　非抗旋转移体（红色箭头示转移体仅与种植体连接部分的锥形设计紧密接触）

体内连接内自由转动。

2. 种植体轴向之间角度偏差较大　在临床中我们应有良好的术前设计，尽量避免种植体的植入角度过于倾斜，但一些特殊病例，由于受重要解剖结构位置、张口度等多种因素的影响，有时会出现种植体之间轴向偏差较大的问题，出现这样的情况又该怎么办呢？

患者 G_4 因外胚叶发育不全，口内多颗牙齿缺失而就诊，医生 G_4 进行口内检查，13—17、22—27、31—42、34—37 缺失及 44、45 缺失（图 4-2-12，图 4-2-13），骨增量 6 个月后复查 CBCT，显示 35、36 植入位点骨高度不足（图 4-2-14~ 图 4-2-16），难以满足种植条件，且 35 牙位对应颏孔，若 3 区仅植入 34 牙位一颗种植体，与上颌种植体不能形成良好的对应，咀嚼功能无法有效恢复。故医生 G_4 考虑 35 牙位斜行植入，35 种植体毗邻但是未突入神经管，测量 34 与 35 种植体之间角度约 30°（图 4-2-17）。

种植术后 5 个月，影像学检查显示种植体已达到良好骨结合（图 4-2-18~ 图 4-2-20），口内检查显示种植体周角化黏膜不足（图 4-2-21），拟行临时修复后再进行角化黏膜移植，以更加利于移植物的固定。那么问题来了，对于这样一个种植体轴向之间的角度超过 20°的病例，应该使用什么取模方式来保证其精确性呢？

如果采用原来的种植体开窗式转移体加刚性连接的方式取模是否可行呢？在这样两个种植体轴向之间的角度达到 30°的病例中，如果我们将开窗式转移体直接插入种植体并进行连接取模，会发现因为没有共同就位道，转移体不能取出或者勉强取出，印模变形很大。如图 4-2-22 和图 4-2-23 所示，那么在这

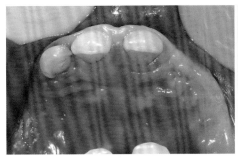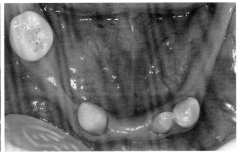

图 4-2-12　13—17、22—27 缺失

图 4-2-13　31—42、34—37 及 44、45 缺失

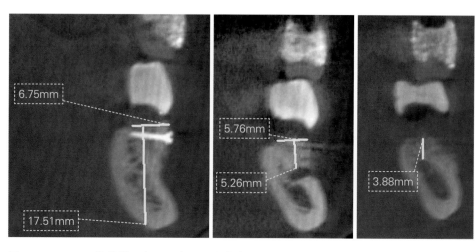

图 4-2-14　34 牙位骨增量术后 6 个月骨高度为 17.5mm

图 4-2-15　35 牙位骨增量术后 6 个月骨高度不足

图 4-2-16　36 牙位骨增量术后 6 个月骨高度不足

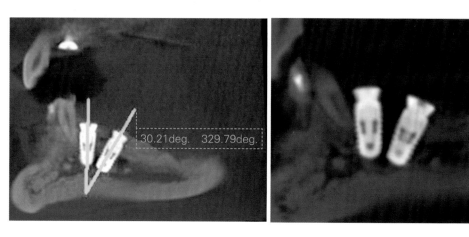

图 4-2-17　34、35 两颗种植体在近远中方向上成角约 30°，植入末端未发生相互碰撞

图 4-2-18　CBCT 显示:34、35 种植体骨结合良好

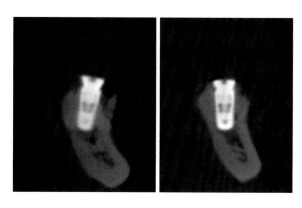

图 4-2-19　34 种植体骨结合良好

图 4-2-20　35 种植体骨结合良好

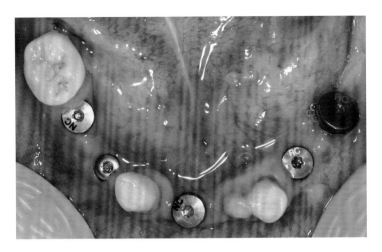

图 4-2-21　下颌种植体周角化黏膜不足

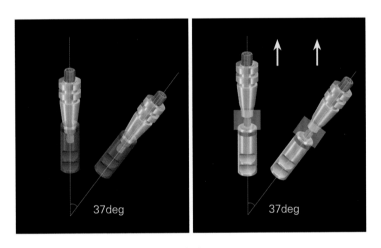

图 4-2-22　两种植体轴向之间角度大于 30°

图 4-2-23　在脱模过程中,在沿着黄色箭头所示方向脱位时,绿色方框内转移体与种植体的连接部位会卡住或转移体在印模材料内出现变形

种种植体倾斜角度较大或者在现有常规一些斜形种植体植入的情况下,前文所介绍的开窗式取模法、非开窗式取模法、针对单颗牙的基台水平取模都已经不能满足取模要求。

　　现在很多种植系统公司会设计多基基台的基台水平转移方式,那么这与第三章所介绍的单颗牙的基台水平转移方式有何不同呢?多基基台主要通过角度的旋转,使种植体的上部修复结构重新获得共同就位道,便于在连续多颗牙甚至全口取模中获取共同就位道。所以在这个病例中,我们选择了多基基台来将种植体轴向之间的 30° 角纠正到能取模的角度。

故医生 G₄ 为 34、35 种植体更换为多基基台（图 4-2-24），安装开窗式转移体，如图 4-2-25 黄色箭头所指两个转移体的轴向角度减小可以进行相对应的转移，并在转移体之间用树脂夹板进行刚性连接（图 4-2-26），最终通过开窗式取模方式完成取模。

由于客观条件的限制，有时种植体不能植入到理想的修复位置和角度，造成了取模的困难。对于不同角度的种植体可以采用不同的取模方法，以取得精准印模。

3. 模型校正的标准流程　在一些复杂情况下，如医生在复杂的多颗牙缺失取模或者取模时可能存在转移的误差，又或者模型在运输中存在误差等对模型的精确度有所担心的病例中，除了使用开窗取模及刚性连接在取模时提高精确性外，

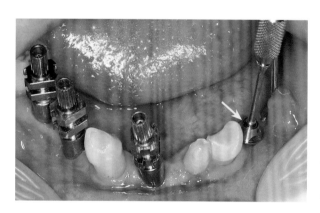

图 4-2-24　34、35 更换为多基基台，将 34、35 种植体之间的角度缩减到 10°~15°（黄色箭头示更换后的多基基台）

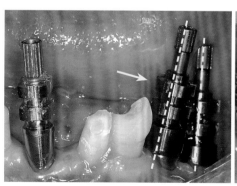 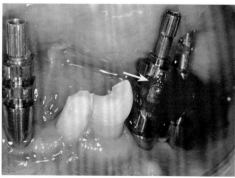

图 4-2-25　34、35 在多基基台上安装开窗式转移体，转移体之间角度减小（黄色箭头示 34、35 转移体，虚线代表转移体长轴方向）

图 4-2-26　树脂夹板连接 34、35 转移体（黄色箭头示树脂夹板）

还需要通过模型校正对印模的准确性进行进一步的确认，那么应该怎样做呢?

在下面这个病例中，患者 H_4 的 31、32、41、42 种植体后期设计为冠桥修复（图 4-2-27）。首先医生 H_4 使用开窗式取模，技师制作树脂夹板并于口外断开（图 4-2-28）以节省椅旁操作时间，将带有树脂夹板的开窗式转移体分别于口内就位。此时可见两者断口处并未完全对齐（图 4-2-29），说明初次印模存在误差。医生 H_4 直接在口内用低收缩率的树脂将两个断开的开窗式转移体进行连接（图 4-2-30），然后再次制取印模，灌注石膏模型。在模型上重新就位转移体，并使用石膏夹板固定两个转移体（图 4-2-31），此时相互连接的转移体对应的是模型上种植替代体的相对位置关系。而后，医生 H_4 将固定的转移体于口内进行复位（图 4-2-32）。在就位的过程中，转移体被动就位，石膏夹板未出现折断，确认了此次制取的印模已达到标准。至此完成了该病例的模型校正流程。

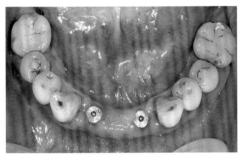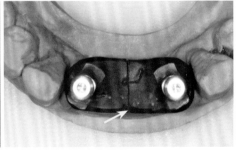

图 4-2-27　32-42 种植设计为冠桥修复（殆面）

图 4-2-28　制作树脂夹板并于口外断开（殆面）（黄色箭头示树脂夹板断口）

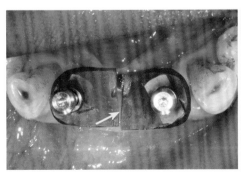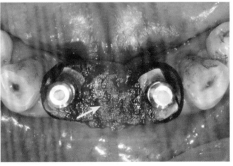

图 4-2-29　32、42 转移体分别于口内就位（黄色箭头示树脂夹板断口处未完全对齐）

图 4-2-30　通过低收缩率树脂将两个开窗式转移体进行连接（黄色箭头示连接后的树脂夹板）

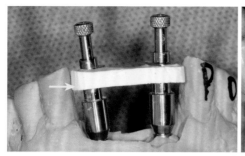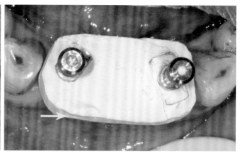

图 4-2-31　模型上使用石膏夹板固定了相邻的转移体（黄色箭头示石膏夹板）

图 4-2-32　将固定的转移体于口内进行复位（黄色箭头示石膏夹板）

　　但如果模型校正中，转移体无法完全被动就位或者石膏夹板发生断裂，种植体之间的相对位置关系就会出现偏差。**此时又该如何操作呢？必须按照取模标准重新取模，再次进行校正。**

　　综上所述，我们用图 4-2-33 所示的流程图总结连续多颗后牙联冠或桥体修复的标准操作流程。

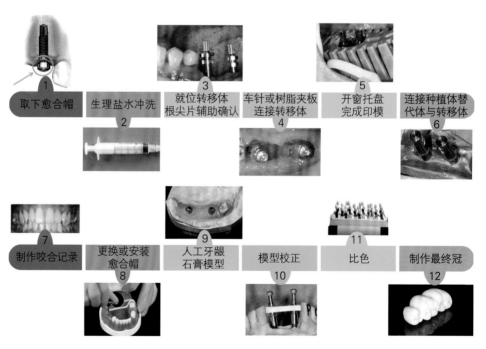

图 4-2-33　连续多颗后牙联冠或桥体修复的标准操作流程图

（二）数字化取模

与传统印模方式相比，数字化取模技术在可重复性及便捷性方面均具有独特优势，在上一章节单颗后牙的取模中，我们已经了解了数字化取模，**那么对于连续多颗后牙缺失的病例，制取数字化取模又有什么不同呢?**我们将通过下面这个病例进行展示。

患者 I_4 因右侧下颌成釉细胞瘤已行右侧下颌骨部分切除及牵张成骨术，术后 1 年因右侧下颌多颗后牙缺失就诊，口内检查 45—47 缺失（图 4-2-34），医生 I_4 使用光学扫描系统进行口内扫描，获取上下颌软硬组织信息（图 4-2-35）并进行虚拟排牙（图 4-2-36），数字化导板引导下完成 46、47 位点的种植体植入。术后 6 个月复诊，CBCT 显示种植体骨结合良好（图 4-2-37），口内检查可见黏膜无红肿、出血、流脓，但缺牙区角化黏膜不足且前庭沟浅（图 4-2-38），医生 I_4 判断种植体已达到取模时机，但是因角化黏膜不足，拟行前庭沟加深术 + 角化黏膜移植手术，计划术前制作带翼临时冠辅助固定角化黏膜。故该医生 I_4 为患者常规做了二期手术（图 4-2-39），并进行了数字化取模。拆线，取下愈合基台后将扫描杆固定在种植体上（图 4-2-40），进行扫描，获取种植体及周围组织的三维信息（图 4-2-41），根据这些信息利用 3D 打印获得患者的全口模型，进而可以进行修复体的设计和制作（图 4-2-42）。

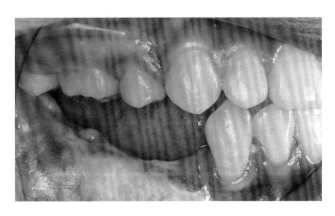

图 4-2-34　右侧下颌骨部分切除及牵张成骨术后 1 年，45—47 缺失

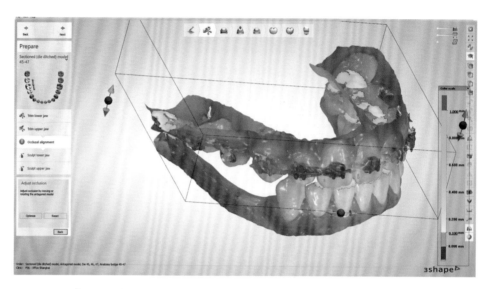

图 4-2-35　获取上下颌软硬组织信息

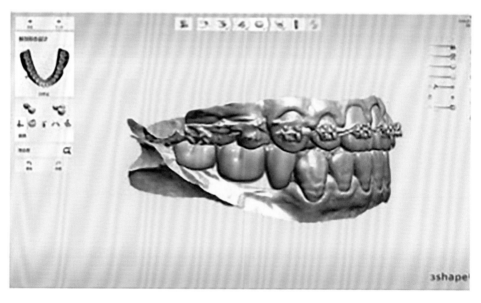

图 4-2-36　缺牙区设计临时修复体

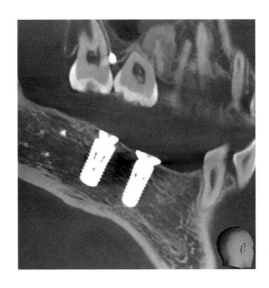

图 4-2-37　CBCT 显示 46、47 种植体骨结合良好

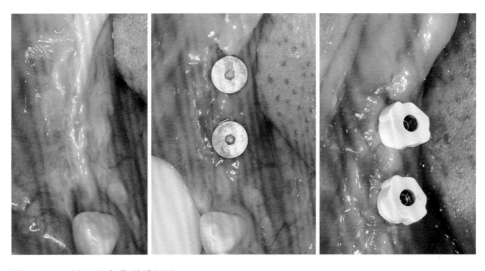

图 4-2-38　缺牙区角化黏膜不足

图 4-2-39　46、47 种植二期手术

图 4-2-40　扫描杆固定在种植体上

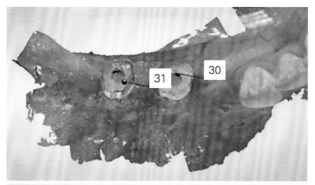

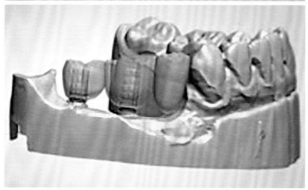

图 4-2-41　获取种植体及周围组织的三维信息图

图 4-2-42　口内扫描后根据种植体位置设计的临时修复体

　　这里要说明的是，连续缺失的数字化取模与单颗牙相比，其精准度可能会受到种植体间距及角度等因素影响，但随着数字化取模的不断改良，这种方法可能成为未来的趋势，但在现有阶段，对于连续多颗后牙的取模，我们暂时更倾向于传统印模技术。

　　综上所述，关于连续多颗后牙取模方法的选择，我们给出如图 4-2-43 所示的建议。

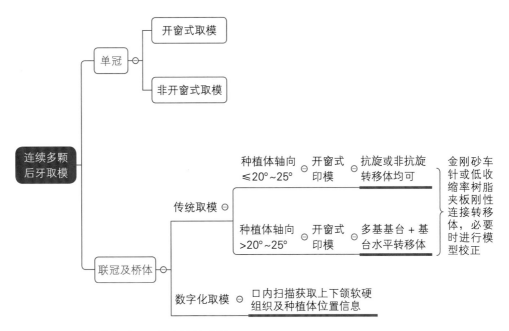

图 4-2-43　连续多颗后牙取模方法的选择

第五章
美学区取模及常见问题和防范

种植修复成功与否，不仅在于恢复缺失牙的咬合功能，还要恢复美观，对于上颌前牙，是否能够恢复良好的美学效果同样至关重要。美学区在完成种植体植入后，常常需要通过临时修复体对种植术区行牙龈塑形，**那么在完成牙龈塑形后，采用常规方法取模可以达到良好的修复效果吗？** 事实上，在取下临时修复体后，牙龈失去支持会出现一定程度的塌陷，但常规转移体结构形态固定，获取的穿龈轮廓往往与临时修复体的穿龈轮廓不符，故无法将临时修复体的穿龈轮廓转移至最终修复体。因此在此类病例中，我们往往需要采取个性化取模或者数字化取模方式。在本章中，我们将通过临床病例为大家详细阐述美学区取模的基本流程和方法，以及操作过程中的常见问题与防范方法。

第一节 ▎即刻修复取模

在种植体初期稳定性良好的情况下，在术后即刻进行临时修复体修复可以缩短患者的缺牙时间，满足其美观及社交要求。但需要医生严格把控适应证，采用规范化流程取模，避免因急于恢复美观而造成种植体失败。

经过我们在临床工作中的总结，认为种植术后在满足以下条件时，可以考虑进行即刻取模即刻修复：

1. 种植体初期稳定性良好。

2. 健康状态良好　无骨代谢障碍、糖尿病、自身免疫疾病，或慢性病处在稳定控制期。

3. 咬合稳定　无深覆𬌗、深覆盖。

4. 无不良习惯　无吸烟、酗酒习惯，不建议嗜酒患者进行即刻修复，以免过大的咬合创伤干扰种植体骨结合。

5. 无磨牙症。

6. 可以保持良好的口腔卫生习惯。

7. 依从性较好，可保证定期复诊。

一、树脂翼板取模法

患者 A₅ 为年轻女性，拔除患牙后口内观如图 5-1-1 所示，为缩短其缺牙期，拟进行术后即刻修复。此时需要在手术完成时将种植支持的临时修复体制作好，而且希望制作临时修复体时就能参考种植体的实际位置，从而减少椅旁调整时间，进一步简化患者治疗流程。

我们是否可以考虑采用传统的方式，利用非开窗式转移体和硅橡胶进行种植体水平取模呢？ 这种方式有一定弊端，原因是硅橡胶无法做到完全消毒，易造成术区污染；同时印模材料具有潜在的细胞毒性，可能会影响愈合。那么，**我们能否找到一种既可以转移种植体位置，又能避免直接接触术区的取模方法，来克服上述问题呢？** 这里推荐如下做法：

首先，在进行手术前，需要取模获得制作临时修复体的工作模型。同时，提前磨除需要拔除的牙冠，注意保留龈缘，便于后期临时修复体制作时参考，并在未来种植体植入区域磨出孔洞以利于替代体就位（图 5-1-2）。

术中植入种植体，在确认种植体位置合适，初期稳定性良好后，可以进行种植体位置关系转移。选择较长的开窗式转移体（无菌），旋入植体内连接部位（图 5-1-3）。速凝树脂将转移体与邻牙相连接，形成双侧翼板，树脂凝固后取下转移体（图 5-1-4，图 5-1-5）。打树脂材料时需注意以下细节：

1. 注射枪无法达到消毒级别，应由主刀和助手以外的巡回人员进行注射，枪头避免直接接触术区。

2. 注射树脂时不要进入邻牙倒凹的位置，以免后期取下困难。

3. 为了增加转移精确度，建议树脂覆盖范围延伸至缺牙区旁两个牙位。

4. 在拧松和取下转移体时，注意不要触碰树脂，以免污染，如果不慎触碰，建议及时更换无菌手套后，再进行后续的植骨或缝合操作。

取下转移体后移送至手术室外，将带有树脂翼的转移体与替代体连接，然后安放至预先制备好的模型上，注意充分调磨石膏，保证其被动就位（图 5-1-6，图 5-1-7）。就位后采用临时修复体材料充填石膏与替代体间隙，待其凝固就位，再连接合适的临时基台（图 5-1-8），按照理想穿龈形态进行临时修复体制作，可以保证患者在术后当天即刻配戴临时修复体（图 5-1-9）。

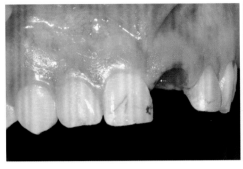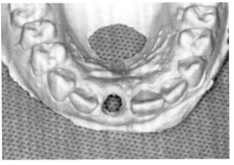

图 5-1-1　拔除患牙后口内观

图 5-1-2　在预先制取的模型上磨除一部分石膏,为替代体预留位置

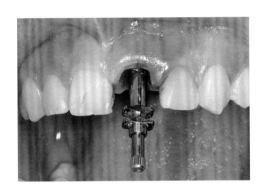

图 5-1-3　口内就位较长的开窗式转移体

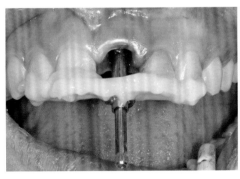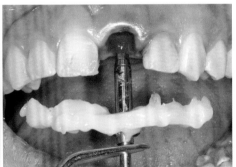

图 5-1-4　在转移体及邻牙上注射速凝树脂

图 5-1-5　取下转移体

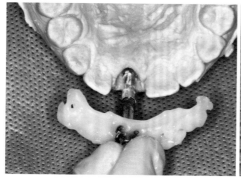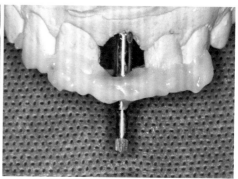

图 5-1-6 将转移体及树脂翼板插入石膏模型

图 5-1-7 保证转移体及树脂翼板被动就位

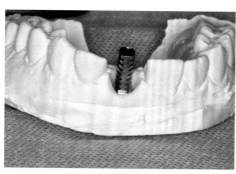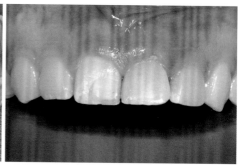

图 5-1-8 连接临时基台

图 5-1-9 配戴临时修复体后口内观，临时修复体形态与 11 协调

二、即刻修复数字化取模法

随着数字化技术的普及应用，在此类即刻取模病例中也可以进行数字化扫描取模，利用 CAD/CAM 技术进行临时修复体制作。

患者 B_5 进行了 21 的即拔即种，植入种植体后可见种植体位置理想，初期稳定性为 35N·cm（图 5-1-10）。拟进行数字化即刻取模。将专用的扫描杆与种植体连接（图 5-1-11），采用口内扫描枪进行逐个区域扫描，得到完整的口内扫描记录（图 5-1-12）。在电脑上参考 11 形态，对 21 临时修复体的外形进行虚拟设计，按照理想穿龈形态设计穿龈部分（图 5-1-13），设计完成后导出数据制作 21 的临时修复体（图 5-1-14），进行口内试戴（图 5-1-15）。

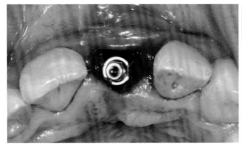 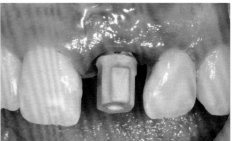

图 5-1-10　即刻植入种植体

图 5-1-11　连接扫描杆

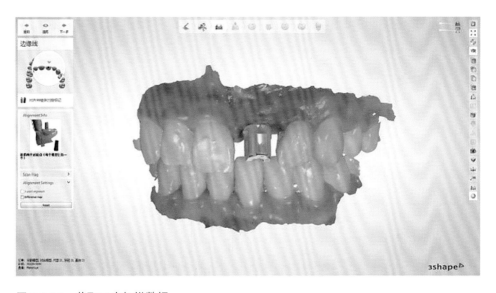

图 5-1-12　获取口内扫描数据

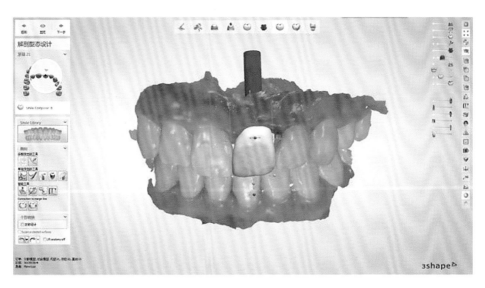

图 5-1-13　设计 21 牙冠形态

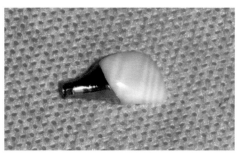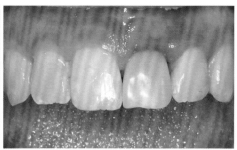

图 5-1-14　制作 21 的临时修复体

图 5-1-15　临时修复体口内试戴

三、临时修复体预成法（数字化导板引导种植体植入）

以上两种方式均为植入种植体后进行临时修复体制作，依然需要患者术后等待一段时间。**那么有没有办法进一步缩短患者的等待时间，提前预制好临时修复体，实现即刻修复呢？** 数字化技术的发展让这一设想成为了可能。

患者 C_5 拟进行 12 即拔即种即修手术（图 5-1-16），计划采用数字化导板技术进行植入。在治疗前对患者全口进行口内扫描（图 5-1-17，图 5-1-18），并拍摄 CBCT。扫描后参考对侧同名牙形态对 12 的临时修复体进行设计（图 5-1-19），将扫描数据与 CBCT 拟合（图 5-1-20），同时根据数据进行种植体植入设计，制作导板。最终在术前即可获得预成的临时修复体（图 5-1-21，图 5-1-22）。在导板引导下精确植入种植体后，即可在口内试戴预成临时修复体，必要时需取下临时修复体，根据实际情况进行适当的调改，调改后的临时修复体如图 5-1-23 和图 5-1-24 所示，最终将调改好的临时修复体戴入患者口内即可（图 5-1-25）。这一方法进一步缩短了临床操作时间，减少了患者的等待。

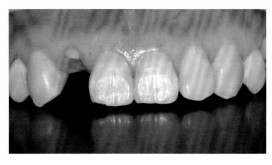

图 5-1-16　患者术前口内观，12 牙冠折断

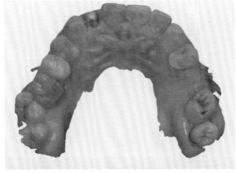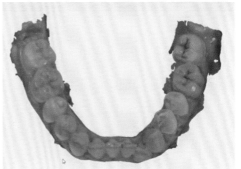

图 5-1-17　获取上颌口内扫描数据

图 5-1-18　获取下颌口内扫描数据

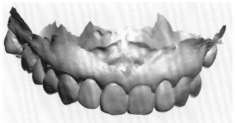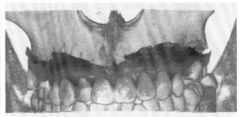

图 5-1-19　设计临时修复体

图 5-1-20　口内扫描数据与 CBCT 拟合

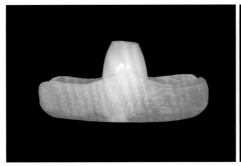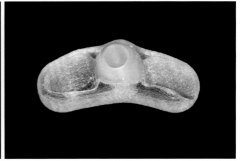

图 5-1-21　预成临时修复体及转移钥匙(唇侧观)

图 5-1-22　预成临时修复体及转移钥匙(龈方观)

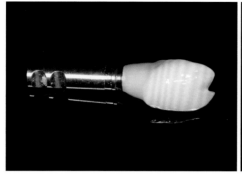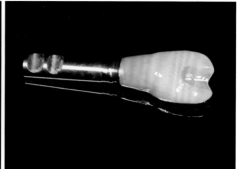

图 5-1-23　临时修复体调改后形态（唇侧观）

图 5-1-24　临时修复体调改后形态（舌侧观）

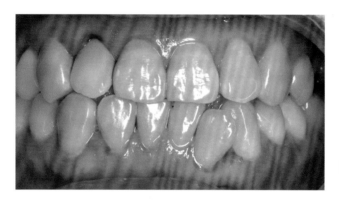

图 5-1-25　戴入临时修复体

　　综上所述，我们介绍了三种不同即刻修复的取模方法，临床上可以根据实际情况进行选择。需要提醒的是，无论选择以上何种方式，我们都希望在操作时能谨记无菌原则，避免术区污染。因为只有在保证种植体成功形成骨结合的前提下，才能追求更好的美学效果。

第二节 | 个性化取模时机

在最终修复体个性化取模之前，我们需要判断种植术区牙龈是否已完成塑形，是否已获得良好的软组织形态，**那么牙龈塑形的要求是怎样的呢？** 良好的牙龈塑形包括理想的龈缘位置、龈乳头形态，与对侧同名牙是否协调对称等诸多因素，而这些因素亦是进行临时修复体调整时的参考依据。为了让大家更清晰的理解软组织的塑形要求及取模时机，我们先来看这样一个病例。

患者 D_5 行 21 种植临时修复体修复半个月后，口内观如图 5-2-1 和图 5-2-2 所示，**大家觉得现在是否可以进行后续的个性化取模操作了呢？** 答案当然是否定的，**那么我们还需要怎样改进牙龈形态呢？**

仔细观察患者口内情况（图 5-2-1，图 5-2-2），不难看出 21 临时修复体近远中龈乳头得到了一定的恢复，但 21 龈缘相较 11 龈缘更偏冠方，两者存在 1mm 以上的高度差距，显然这一差距无法满足前牙的美观要求，因此医生 D_5 对 21 临时修复体颈部进行了进一步调整，在临时修复体唇面的龈 1/3 堆塑了一定量的树脂，完成调整后，可见此时 21 龈缘与 11 龈缘水平相近（图 5-2-3，图 5-2-4）。此时应注意观察患者牙龈色泽，在刚戴入临时修复体时，牙龈可能有轻微泛白，如果 5~10 分钟后血运恢复，说明牙龈可以耐受；如果 10 分钟后牙龈仍然为白色，则需要磨除一部分堆塑的树脂，避免牙龈缺血坏死。**那么在**

完成临时修复体颈部调整后，21 唇侧软组织丰满度是怎样的呢？如图 5-2-5 所示，21 唇侧软组织在获得临时修复体的支撑后，丰满度得到了良好的恢复，此时 21 唇侧软组织丰满度与 11 相近。

最后，医生 D$_5$ 在临时修复体近远中轴角处仍保留了牙龈乳头生长的空间，在完成抛光后口内复位临时修复体。

在经过调整后，患者再次复诊时 21 牙龈形态是怎样的呢？如图 5-2-6 所示，21 近远中龈乳头得到了良好的恢复，高度与对侧同名龈乳头一致，且龈缘与 11 龈缘平齐。患者对临时修复体及牙龈形态表示十分满意，无相关美学抱怨。

因此，在判断患者软组织已完成塑形后，医生 D$_5$ 利用个性化转移体法对临时修复体进行了个性化取模，完成了最终修复（图 5-2-7~ 图 5-2-11）（具体取模操作方法见本章第三节）。

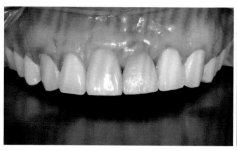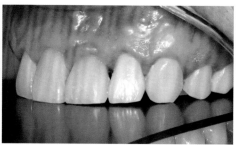

图 5-2-1　临时修复后半个月,21 龈缘相较 11 龈缘更偏冠方（正面观）

图 5-2-2　临时修复后半个月,21 远中存在黑三角（左侧观）

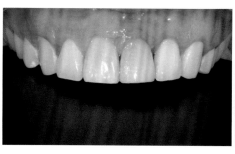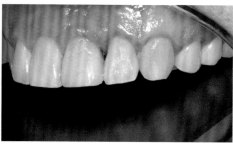

图 5-2-3　调整后可见 21 龈缘与 11 龈缘相近（正面观）

图 5-2-4　调整后可见 21 远中黑三角得到一定程度的关闭（左侧观）

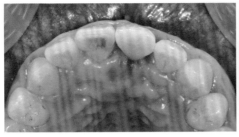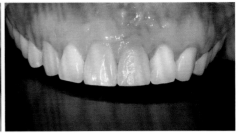

图 5-2-5　21 唇侧丰满度与 11 唇侧丰满度相近

图 5-2-6　临时修复后 1 个月,可见 21 近远中龈乳头得到了良好的恢复(正面观)

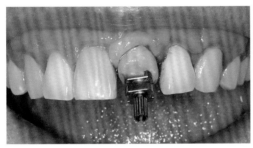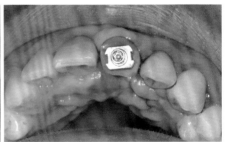

图 5-2-7　个性化转移体口内就位(正面观)

图 5-2-8　个性化转移体口内就位(切端观)

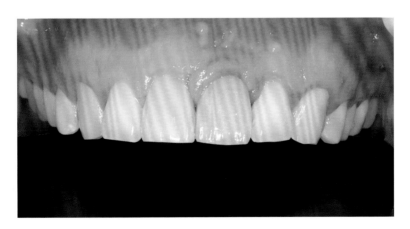

图 5-2-9　最终修复后可见 21 修复体龈缘与 11 龈缘协调一致(正面观)

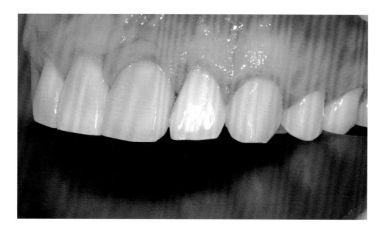

图 5-2-10 最终修复后可见 21 远中黑三角消失（左侧观）

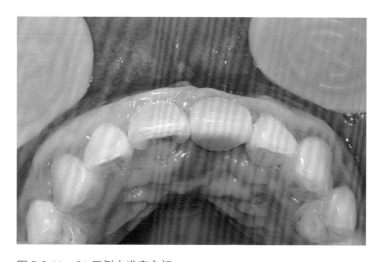

图 5-2-11 21 唇侧丰满度良好

通过上述病例的展示，相信大家对美学区软组织的塑形及取模时机有了一定的认识，理想状态下的牙龈塑形应该达到怎样的效果呢？

1. 种植临时修复体牙龈高度与对侧同名牙牙龈高度一致；

2. 临时修复体牙龈边缘曲线与对侧同名牙协调对称；

3. 临时修复体近远中无黑三角，牙龈乳头充填满意；

4. 牙龈唇侧丰满度与邻牙协调一致；

5. 种植体周围形成稳定的角化黏膜。

在临时修复中会出现哪些错误呢？我们来看这样一个病例。

患者 E_5 的 22 缺失（图 5-2-12，图 5-2-13），在 22 种植术后 4 个多月，患者复查 CBCT，医生 E_5 观察到种植体周围骨维持良好，无局部炎症后，对 22 进行了临时修复（图 5-2-14）。回顾上一个病例中医生 D_5 的操作，**大家认为医生 E_5 在为该患者配戴临时修复体的过程中是否存在问题呢？** 从图中可见 22 近中接触区相较 12 近中接触区更偏根方，22 的临时修复体颈部向近远中突出，因此 22 整体呈方圆形，与 12 类似圆三角形的牙冠形态不相协调，同时突出的修复体颈部对 22 近远中龈乳头形成了压迫，在一定程度上会阻碍 22 近远中龈乳头的冠向生长（图 5-2-14），因此该医生对临时修复体进行了调磨（图 5-2-15）。

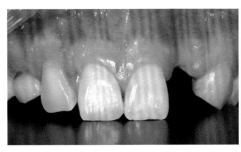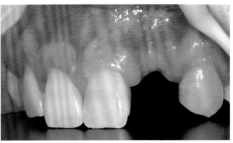

图 5-2-12　种植术前口内照可见 22 缺失（正面观）

图 5-2-13　种植术前口内照可见 22 缺失（左侧面观）

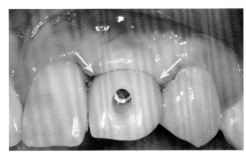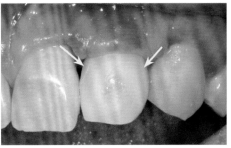

图 5-2-14　口内就位临时修复体，黄色箭头示临时修复体颈部侵占近远中外展隙空间

图 5-2-15　调整临时修复体相应外展隙部分，留出龈乳头生长空间（黄色箭头示）

那么 2 周后种植术区牙龈的恢复情况是怎样的呢？如图 5-2-16 和图 5-2-17 所示，不难发现，22 龈缘与 12 龈缘高度接近，同时 22 近远中龈乳头进一步向冠方生长，医生 E$_5$ 对 22 的临时修复体进行了个性化取模，完成了最终修复（图 5-2-18，图 5-2-19）。

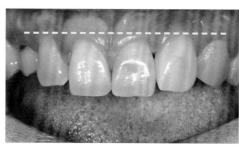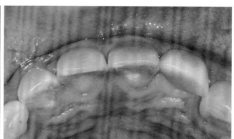

图 5-2-16　2 周后复查临时修复体（黄色虚线示龈缘水平）

图 5-2-17　22 唇侧丰满度良好（临时修复）

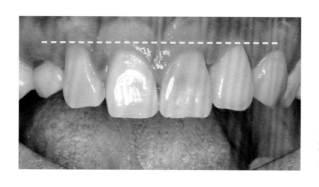

图 5-2-18　完成最终修复可见 22 龈缘与 12 龈缘高度一致（黄色虚线示龈缘水平）

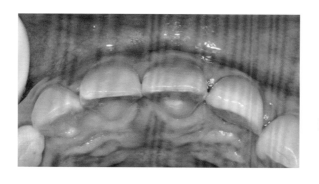

图 5-2-19　22 唇侧丰满度良好（最终修复）

上述病例中医生 E_5 出现的操作错误在临床中并不罕见，尤其在初学者中，常会出现类似错误，由于缺乏对牙龈塑形的正确认识，缺乏对整体的把握，初学者往往将焦点集中于所操作的临时修复体，而忽略了美学的对称协调原则。

因此在进行软组织塑形时，我们需要了解患者的美学诉求，从而对取模时机作出正确判断。

1. 患者无美学诉求，则可考虑略过临时修复体塑形，直接进行最终修复或在短期塑形后取模行最终修复，而不过分追求达到与对侧同名牙牙龈协调对称。

2. 患者有相应的美学诉求，则需要根据患者的美学诉求制订治疗方案，在征得患者同意后行相应治疗。

总之，我们应尽量在满足功能需求的条件下，力求达到更高的美学标准。

第三节 ▎个性化取模方法、常见问题和防范

在第二节中我们已向大家介绍了如何判断个性化取模的时机，**那么个性化取模的方法有哪些呢？**临床中所使用的个性化取模方法大致可分为以下几种：

1. 开窗式个性化转移体法。

2. 非开窗式修复体水平取模法。

3. 人工牙龈充填法。

4. 数字化取模法。

接下来，我们将通过病例向大家展示临床中常用的几种取模方法，以及取模过程中常见的问题和解决方法。

一、开窗式个性化转移体法

为了完全复制患者牙龈袖口的形态，我们可以考虑将临时修复体的穿龈部分复制到传统的开窗式转移体上，制作该牙位的个性化转移体。这一方法精确度高、操作便捷，已在临床中得到了广泛应用。**那么具体的操作流程是怎样的呢？**我们一起来看一个病例。

患者 F$_5$ 的 12 的临时修复体已配戴 2 个月，口内检查可见 12 龈缘与 22 龈缘平齐，近远中龈乳头与对侧同名牙龈乳头高度一致，满足了与对侧同名牙牙龈形态协调对称的要求，取下临时修复体后牙龈袖口角化良好（图 5-3-1，图 5-3-2），因此医生 F$_5$ 拟对 12 进行个性化取模。

首先，医生 F$_5$ 在取下临时修复体后，在口外将临时修复体与替代体进行连接（图 5-3-3），随后利用硅橡胶对临时修复体穿龈部位及替代体进行包绕。**此时临时修复体应被包绕至何处呢？** 由于需要复制的部分为临时修复体的穿龈形态，因此通常硅橡胶应包绕超过临时修复体的穿龈部位 1~2mm（图 5-3-4）。

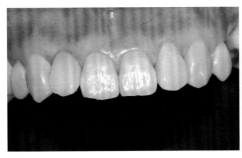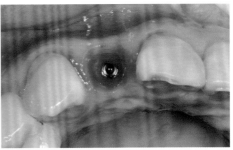

图 5-3-1　口内正面照可见 12 龈缘与 22 龈缘高度一致

图 5-3-2　12 牙龈袖口良好

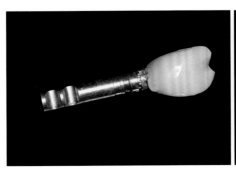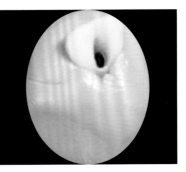

图 5-3-3　连接临时修复体和替代体

图 5-3-4　硅橡胶包绕临时修复体和替代体

然后待硅橡胶硬固后，取下临时修复体。替代体则位于硅橡胶内部，替代体上方即形成了临时修复体的阴模。将开窗式转移体与硅橡胶内的替代体相连，并将流动树脂注入硅橡胶阴模以复制临时修复体的穿龈形态，待流动树脂硬固后取下开窗式转移体，即复制了临时修复体的穿龈形态，形成个性化转移体（图5-3-5）。

最后将带有临时修复体穿龈形态的个性化转移体于口内就位，根尖片确认转移体就位后进行开窗式取模，制取印模后将临时修复体戴入口内（图5-3-6，图5-3-7）。至此，即利用个性化转移体法完成了12的个性化取模（图5-3-8）。

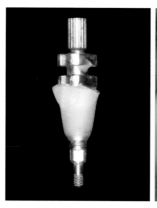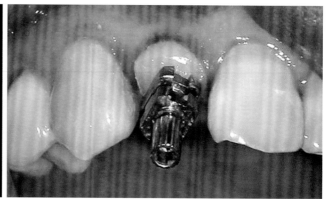

图 5-3-5　开窗式转移体复制穿龈形态

图 5-3-6　开窗式转移体口内就位

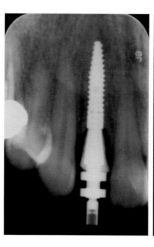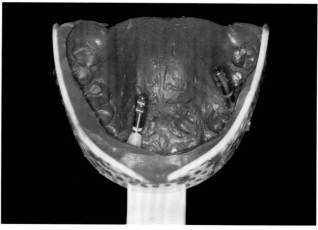

图 5-3-7　根尖片确认个性化转移体就位

图 5-3-8　完成印模制取

视频 26　开窗式个性化转移体法（口内）

那么，作为一个初学者在运用个性化转移体法制取印模的过程中可能会出现什么样的问题呢？我们又如何去防范和解决相关问题呢？我们将通过如下病例为大家展示。

患者 G_5 的 11、21、22 缺失，已于 11、22 牙位各植入一颗种植体，计划行 11、22 种植桥体修复。在术后 4 个多月，医生 G_5 通过检查口内软组织情况及 CBCT 确认患者可行临时修复后，对 11、21、22 进行了临时修复，在调整 2 个月后，医生 G_5 选择了个性化转移体法对 11、21、22 的临时修复体进行了个性化取模。利用硅橡胶对临时修复体及替代体进行了包绕（图 5-3-9），在取出临时修复体的过程中，替代体随着临时修复体被一同取出（图 5-3-10），医生 G_5 发现这样的情况后，认为是临时基台螺丝未完全旋松所致，因此重新对临时修复体及替代体进行了包绕。

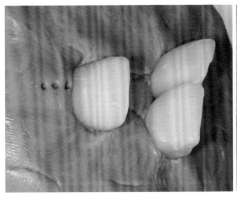
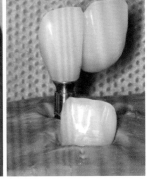

图 5-3-9　硅橡胶包绕临时修复体和替代体

图 5-3-10　替代体和临时修复体被一同取出

而在利用硅橡胶对临时修复体及替代体重新进行包绕后，虽然可取下临时修复体并完成个性化转移体的制作，但当医生 G₅ 将制作好的个性化转移体在口内就位时却发现虽然 11 转移体可顺利就位，但是 21 转移体在患者口内无法按临时修复体方向就位（图 5-3-11），出现了一定的角度偏差。**这是什么原因所致呢？** 医生 G₅ 想到替代体曾出现被取出的现象，**那么会不会是替代体的位置再次发生了变化呢？** 因此医生 G₅ 对硅橡胶进行了检查，发现替代体的位置确实出现了变化（图 5-3-12）。总结医生 G₅ 两次操作均失败的原因在于，硅橡胶中的替代体没有良好的固位力，导致在复制临时修复体穿龈形态的过程中替代体出现了位移。

那么在临床中遇到这样的问题应如何处理呢？ 对此我们可以进行如下改进：利用石膏、速凝树脂等材料在替代体表面添加抗旋结构（图 5-3-13），增加替代体的固位力，从而保证替代体在操作过程中始终保持稳定的状态。

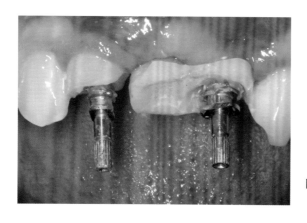

图 5-3-11　口内就位个性化转移体

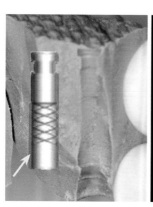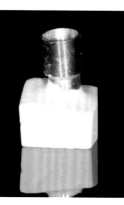

图 5-3-12　黄色箭头示该系统种植体替代体，可见硅橡胶内的替代体阴模出现明显的扭转，未能完整地复制出替代体的准确形态

图 5-3-13　利用石膏稳定替代体

二、非开窗式修复体水平取模

除了前述的个性化转移体取模法，我们是否还可以直接利用临时修复体得到穿龈形态，跳过中间制作个性化转移体的步骤呢？其实换个角度想一下，临时修复体本身就可以充当一个个性化的"非开窗式转移体"。但是这一方法并不适用于单颗前牙取模，因为前牙牙冠往往较小，极易发生旋转；而体积较大的后牙，在制备一定的固位沟后，可以采用这一方法。

患者 H_5 的 46 拟进行最终修复（图 5-3-14）。为了增加临时修复体这一"转移体"的抗旋能力，在取下临时修复体前，需磨出一些沟纹（图 5-3-15），然后采用传统闭口取模法制取印模（图 5-3-16）。之后再旋下临时修复体，与替代体连接（图 5-3-17），根据预先磨出的沟纹引导临时修复体复位（图 5-3-18），注入人工牙龈，灌制模型（图 5-3-19）。

本方法的优势在于避免制作个性化转移体，但是患者需要等待石膏模型灌制结束，才能重新戴入临时修复体。同时还需要对临时修复体进行修补，这也会占用一部分椅旁时间。

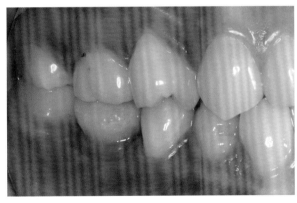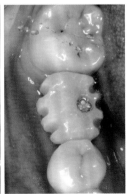

图 5-3-14 取模前口内观，临时修复体颊侧软组织良好

图 5-3-15 在临时修复体颊舌侧磨出抗旋固位沟

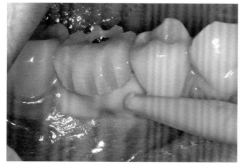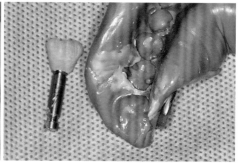

图 5-3-16　临时修复体周围注射硅橡胶轻体

图 5-3-17　取模完成后将临时修复体与替代体连接

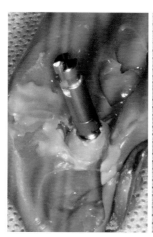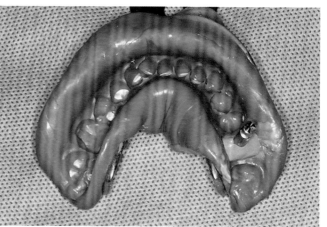

图 5-3-18　将替代体及临时修复体回插入印模中

图 5-3-19　注射人工牙龈材料

三、人工牙龈充填法取模

除了上述方法外，还可以在临时修复体周围预留出空间，直接使用人工牙龈充填，得到个性化穿龈形态，该方法已于 2013 年由本课题组在 *The Journal of Prosthetic Dentistry* 进行了报道，具体详述如下：

患者 I_5 缺失 11、21、22，在 11、22 牙位植入种植体，配戴临时修复体 3 个月后，已获得理想的穿龈形态（图 5-3-20，图 5-3-21）。口内用硅橡胶覆盖临时修复体区，取得该区段的硅橡胶阴模（图 5-3-22），图 5-3-23 为其剖面示意图。首先采用普通转移体进行取模，获得模型后修整石膏至替代体边缘下 1~2mm 水平（图 5-3-24），将临时修复体与模型连接好。在硅橡胶阴模对应于牙龈石膏的位置制作好注射通道和排溢通道后，将硅橡胶阴模复位（图 5-3-25），图 5-3-26 为其剖面示意图。最后注射人工牙龈材料，待其凝固后即可获得具有个性化穿龈形态的模型（图 5-3-27，图 5-3-28）。

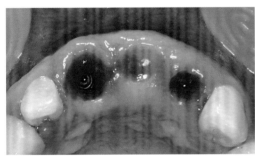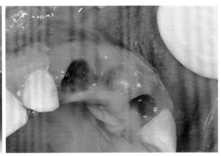

图 5-3-20　取下临时修复体后牙龈形态良好（切端观）

图 5-3-21　取下临时修复体后牙龈形态良好（侧面观）

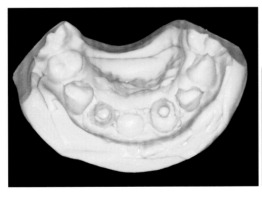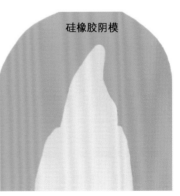

图 5-3-22　获取硅橡胶阴模

图 5-3-23　覆盖临时修复体区剖面示意图

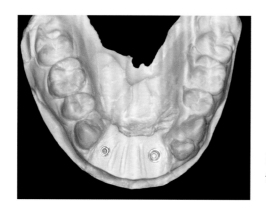

图 5-3-24 修整石膏至替代体边缘下 1~2mm 水平

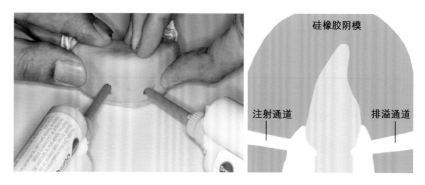

图 5-3-25 将具有注射通道和排溢通道硅橡胶阴模复位，注入人工牙龈

图 5-3-26 具有注射通道和排溢通道硅橡胶阴模就位剖面示意图

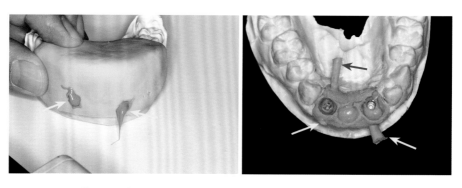

图 5-3-27 等待人工牙龈凝固（黄色箭头示注射通道）

图 5-3-28 取下印模后，得到复制的牙龈形态（黄色箭头示注射通道，红色箭头示排溢通道）

四、数字化取模法制取终印模

如本章前述，个性化穿龈形态的复制有很多种方法，但是有没有更简便快捷的方法呢？如果采用数字化扫描技术能否实现更加精准的穿龈形态的复制呢？

患者 J$_5$ 在临时修复体塑形一段时间后，已获得稳定的牙龈形态，拟采用数字化方法进行终印模制取（图 5-3-29）。首先在患者口内配戴有临时修复体的情况下进行口内扫描，从而得到临时修复体以及患者口内的软硬组织形态（图 5-3-30）；接着取下临时修复体后，为患者戴入扫描杆，然后口内扫描获取种植体位置的信息（图 5-3-31）；最后口外扫描临时修复体获取其包括穿龈区在内的整体形态（图 5-3-32）。通过临时修复体及天然牙的形态数据，可以将三组图像进行配准重叠（图 5-3-33），最终以临时修复体的穿龈轮廓为基础生成软组织袖口，在精确复制了种植体周围牙龈袖口及种植体三维位置的图像上进行最终修复体的设计制作（图 5-3-34，图 5-3-35）。此外，本病例采用角度螺丝通道基台进行了后期修复，巧妙地将螺丝孔穿出位置从牙冠的切端转移到舌侧，从而极大地提高了美学修复效果。修复体制作完成后，从口内戴入，基台和牙冠就位顺利，红白美学效果满意（图 5-3-36）。

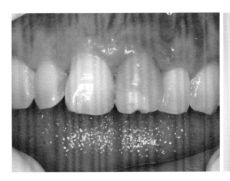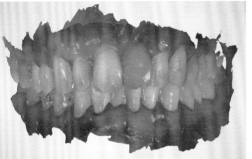

图 5-3-29　软组织塑形完成，可见 21 修复体龈缘与 11 龈缘高度一致

图 5-3-30　配戴临时修复体的口内扫描数据

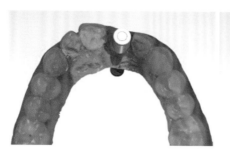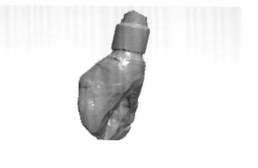

图 5-3-31　连接扫描杆后进行口内扫描

图 5-3-32　临时修复体的口外扫描数据

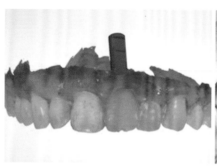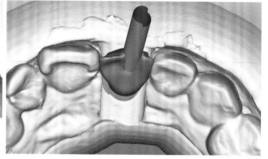

图 5-3-33　三组图像进行配准

图 5-3-34　设计最终修复体

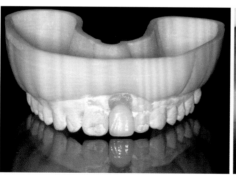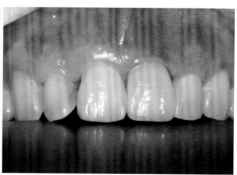

图 5-3-35　最终修复体制作完成

图 5-3-36　口内完成最终修复

数字化取模方法较传统取模法有如下优势，如节约了转移体、硅橡胶等医学耗材；利用电脑传输数据，缩短了运输时间。但扫描仪等一次性投入成本较高。然而，随着技术的普及，相信此方法将得到更广阔的应用。

①扫描二维码
②下载 APP
③注册登录
④观看视频

视频 27　数字化取模

最后，我们将以思维导图（图 5-3-37）的方式对本章节所阐述的美学区取模流程进行回顾。

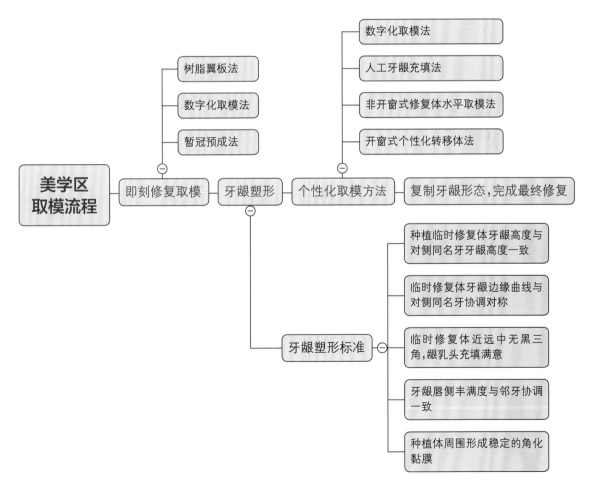

图 5-3-37　美学区取模流程图

第六章
全口取模及常见问题
和防范

随着人口老龄化的趋势，无牙颌患者越来越多。全口活动义齿由于固位相对较弱、咀嚼效率相对较低等问题，常常不能满足患者需求，越来越多的患者开始倾向于通过种植的方式来获得一副更近似天然牙的义齿。对于全口的种植取模来说，患者口内常常有 4 颗、6 颗，甚至 8 颗种植体，我们需要同时将多颗种植体的位置准确无误地转移到模型上，取模的难度更大，也需要耗费更长的时间。在本章中，我们将介绍全口取模的常见问题，并通过具体病例来介绍全口种植修复的取模方法。

第一节 ┃ 常见问题及其防范

在本书第三章中提到，开窗式取模法是一种较为准确的取模方法。**那么，在全口取模时仅采用开窗式取模法能不能制取精准的印模呢？**

我们以模型为例进行演示。我们在模型上连接开窗式转移体，使用聚醚橡胶取模，然后连接替代体灌制第二副模型（图6-1-1~图6-1-3）。

这两副模型中替代体的位置是否一样呢？我们在第一副模型上用开窗式转移体制作石膏夹板，然后对该夹板能否在第二副模型上完全就位进行了观察，结果发现，根据第一副模型制作的石膏夹板在第二副模型上难以完全就位。这也说明在全口取模时，仅采用开窗式取模是很难制取到精准的印模的（图6-1-4，图6-1-5）。

为什么全口取模时仅采用开窗式取模难以制取到精准的印模呢？这是因为全口取模时涉及的种植体数量众多，某些区域的开窗式转移体可能难以被足够厚度的印模材料包围。同时，印模材料如聚醚橡胶和硅橡胶的弹性模量较低，因此难以在后续的灌模等过程中维持开窗式转移体之间的相对位置。故在全口取模时，需要将开窗式转移体进行刚性连接，保证开窗式转移体之间相对位置的稳定，从而精准地制备印模。

如何进行刚性连接？怎么才能做到精准的种植全口取模呢？我们将在后续各节中对种植全口固定义齿和覆盖义齿的各种取模方法进行介绍。

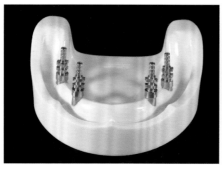 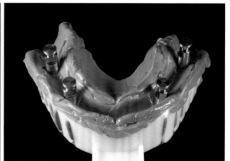

图 6-1-1　模型连接开窗式转移体

图 6-1-2　聚醚橡胶取模，连接替代体

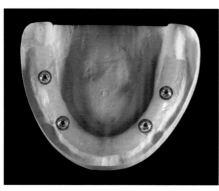 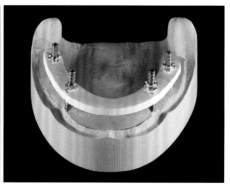

图 6-1-3　灌制好的第二副模型

图 6-1-4　在第一副模型上制作石膏夹板

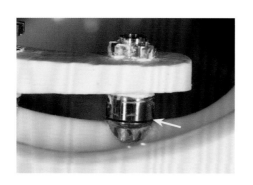

图 6-1-5　石膏夹板难以在第二副模型上完全就位（黄色箭头示）

第二节 种植全口固定义齿的取模

　　前文中提到，种植全口固定义齿取模的关键在于对转移体进行刚性连接，从而稳定转移体之间的相对位置以实现精准的印模。那在临床工作中我们怎样实现转移体的刚性连接呢？

　　如图 6-2-1 和图 6-2-2 所示，患者 A_6 在 6 个月前进行了全口种植手术，并进行了即刻修复，复诊时拍摄全口牙位曲面体层片显示种植体周围无明显骨吸收，口内检查可见种植体周围软组织健康，角化黏膜充足，因此可以进行终印模的制取。取模的具体步骤如下（种植全口固定义齿的取模也可分为种植体水平的取模和基台水平的取模，但其取模方法一致，均为夹板式印模。由于临床工作中更常选用基台水平印模，因此以基台水平印模为例进行介绍）：

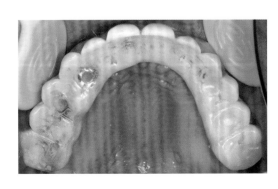

图 6-2-1　复诊口内照

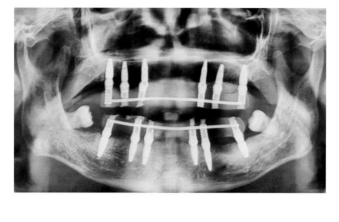

图 6-2-2 复诊全口牙位曲面体层片显示种植体周围无明显骨吸收

（一）初印模

对于这样一位患者，尽管前文中提到开窗式印模的精准性欠佳，但我们还是需要用开窗式印模的方式先制取一个初印模。如图 6-2-3 和图 6-2-4 所示，先取下临时义齿，检查牙龈袖口的健康情况，用生理盐水冲洗牙龈袖口。然后将开窗式转移体连接到复合基台上，以确认转移体完全就位。随后选用与患者牙弓大小匹配的托盘进行开窗式取模，最后给患者戴上临时修复体。

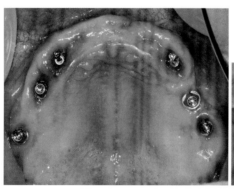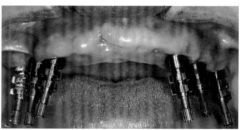

图 6-2-3 牙龈袖口

图 6-2-4 连接开窗式转移体

①扫描二维码
②下载 APP
③注册登录
④观看视频

视频 28 全口开窗式取模

（二）制作树脂夹板和个性化托盘

正如前面文中所提到的，我们刚刚制取的初模型是精准性欠佳的，而取模是否精准取决于能否对各个转移体进行刚性连接，**怎么使用初模型来帮助我们进行刚性连接呢？**

我们可以在初模型上制作树脂夹板作为刚性连接的部件（图6-2-5）：先在初印模灌制的模型上再次连接转移体，然后使用低收缩率树脂制作树脂夹板。因为初印模精准性不足，所以每个转移体上的树脂夹板之间必须留有一定的距离，从而避免影响转移体在口内的就位。

我们可以通过树脂夹板进行刚性连接来确保印模上种植体位置的精准性，**那么怎样才能更精准地制取黏膜的印模呢？** 我们还应在初模型上制作个性化托盘（图6-2-6），使个性化托盘和黏膜之间的印模材料厚度均匀，从而使各部分印模材料收缩一致，以保证取模的精准性。

（三）终印模

我们利用初模型制作了树脂夹板，**那么怎样在口内用树脂夹板进行刚性连接呢？** 我们还是和初印模时一样，先取下临时义齿，检查牙龈袖口的健康情况，用生理盐水冲洗牙龈袖口；然后将开窗式转移体连接到复合基台上（图6-2-7）。如果转移体上的树脂夹板影响转移体的就位，就应调磨树脂夹板，确保转移体完全就位。随后拍摄全口牙位曲面体层片以确认转移体完全就位（图6-2-8）。

在确认转移体完全就位后，调拌低收缩率树脂，在患者口内用低收缩率树脂连接各树脂夹板（图6-2-9），从而实现了转移体的刚性连接。**为什么不能去掉预先制作树脂夹板的步骤，直接在口内用树脂连接转移体呢？** 这是因为尽管这类树脂收缩率低，但在固化时仍会进行收缩，在全口取模跨度较大的情况下，直接在口内用树脂连接转移体会因为树脂收缩产生较大的误差，从而影响取模的精准性；而预先制作树脂夹板，则可以缩小树脂在口内固化的距离，从而减小树脂收缩产生的误差。

连接树脂夹板后，使用个性化托盘进行取模（图6-2-10），然后将临时修复体戴回患者口内。

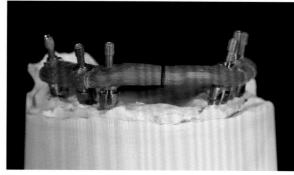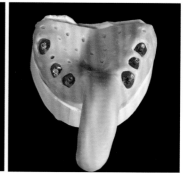

图 6-2-5　在转移体上制作树脂夹板

图 6-2-6　制作个性化托盘

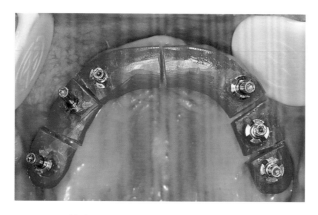

图 6-2-7　就位的转移体

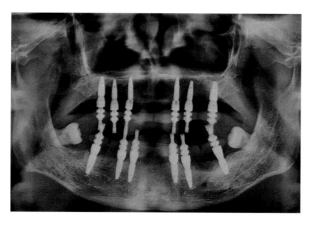

图 6-2-8　全口牙位曲面体层片显示转移体就位

第六章　全口取模及常见问题和防范

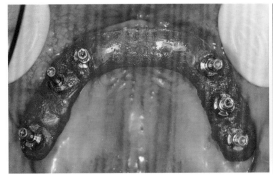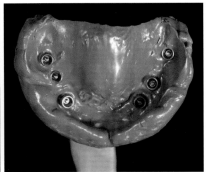

图 6-2-9　在口内使用低收缩率树脂连接树脂夹板

图 6-2-10　个性化托盘印模

视频29　①扫描二维码　②下载 APP　③注册登录　④观看视频

视频 29　树脂夹板取模

　　在取模之后，我们还应进行颌位关系的记录与转移，对于无牙颌的种植患者，**我们怎么在这种天然牙完全缺失的情况下进行颌位关系的记录与转移呢？**我们可以利用在患者口内已经进行了完善的美学与功能评估，且取得了良好修复效果的临时修复体作为媒介来进行颌位关系的记录与转移。我们可以在患者配戴临时修复体的情况下用面弓进行水平关系的转移（图 6-2-11），用咬合记录硅橡胶记录牙尖交错位和前伸运动的咬合情况。在灌制好终印模后，再将临时牙连接到石膏模型上，以临时义齿作为媒介上𬌗架（图 6-2-12）。最后，我们再进行牙龈比色，并和患者沟通牙齿的形态和颜色。

　　种植全口固定义齿取模的关键在于刚性连接转移体。前文中提到的树脂夹板法虽然能准确地制取种植体和黏膜的印模，但需要进行两次取模，**还有没有什么变通的方法既能获得可以接受的印模精准性，又能减少取模次数、精简治疗流程呢？**其实，在临床工作中，也可以采用别的刚性部件进行刚性连接。

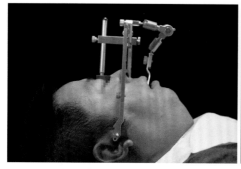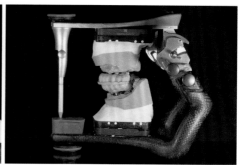

图 6-2-11　面弓进行水平关系的转移

图 6-2-12　利用临时义齿上𬌗架

　　如图 6-2-13 所示，可以将车针和粗的钢丝贴在转移体上，然后在口内用低收缩率树脂包绕转移体、车针和钢丝，从而实现转移体的刚性连接。这种方法能准确获得种植体的位置，但由于采用成品托盘进行取模，成品托盘和黏膜之间印模材料分布不均匀，因此各部分印模材料收缩大小不同，从而导致印模中黏膜部分的精准性欠佳，但对于全口种植固定修复的患者，轻微的黏膜精准性不佳也常可以被接受。

　　同时，也可以在口内连接转移体后，用牙线捆绑各个转移体（图 6-2-14），在口内用低收缩率树脂直接连接各个转移体（图 6-2-15），形成整体的树脂夹板。然后将该树脂夹板断开（图 6-2-16），形成几个单个的树脂夹板。最后将单个的树脂夹板戴入口内，确认转移体完全就位后，再在口内用低收缩率树脂连接各个树脂夹板（图 6-2-17）。然而，这种方法较采用车针连接法需要更多的口内操作时间，因此，笔者建议多采用车针或粗钢丝进行刚性连接。

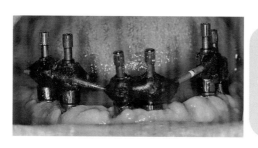

图 6-2-13　用车针和钢丝连接转移体

①扫描二维码
②下载 APP
③注册登录
④观看视频

视频 30　车针连接取模

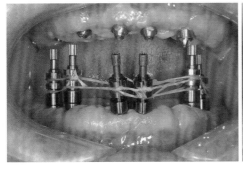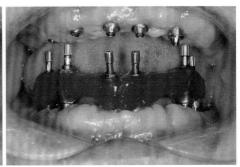

图 6-2-14　用牙线捆绑各个转移体

图 6-2-15　在口内用低收缩率树脂连接

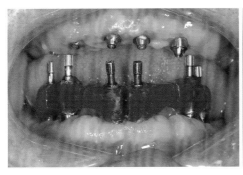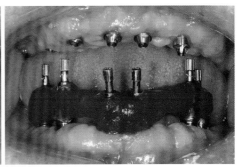

图 6-2-16　戴入已断开的各个树脂夹板

图 6-2-17　用低收缩率树脂连接各个树脂夹板

①扫描二维码
②下载 APP
③注册登录
④观看视频

视频 31　牙线捆绑取模

　　上述两种变通的方法所制取的印模的黏膜部分精准性欠佳，**有没有别的变通方法也能同时获得种植体和黏膜的精准印模呢？**

　　我们还可以先采用开窗式取模的方法进行初印模，随后在初模型上连接转移体，然后制作个性化托盘（图 6-2-18），需要注意的是，该个性化托盘需要在转移体的位置打孔，并给转移体周围留出一定的空间。个性化托盘制作完成后，再连接转移体，然后在个性化托盘中放入印模材料（图 6-2-19）。

待印模材料固化后，去除转移体上覆盖的印模材料（图 6-2-20），随后在口内用低收缩率树脂将个性化托盘和转移体连接（图 6-2-21），从而同时获得种植体和黏膜的精准印模。这种方法利用个性化托盘进行刚性连接，只需采用低流动性轻体就可取模，对软组织的压迫也较小，精准性较高，然而该法需要在取模后再进行种植体的连接，若种植体连接过程中个性化托盘出现移动，则会影响印模的精准性。

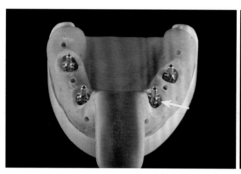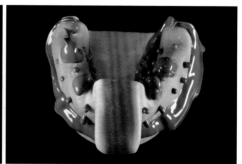

图 6-2-18　在初模型上制作个性化托盘，注意托盘和转移体之间留有一定的空隙（黄色箭头所示）

图 6-2-19　使用个性化托盘取模

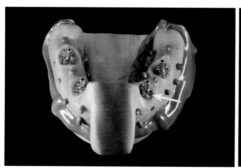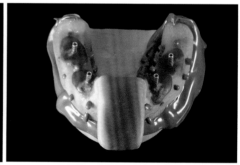

图 6-2-20　去除转移体周围的印模材料（黄色箭头所示）

图 6-2-21　用低收缩率树脂连接转移体和托盘

①扫描二维码
②下载 APP
③注册登录
④观看视频

视频 32　个性化托盘联合低收缩率树脂取模

前文中我们提到了可以采用刚性连接的方法来制取精准的印模，那么怎样确定制取的模型足够精准呢？采用刚性连接就能保证终模型完全精准吗？其实，尽管采用刚性连接也不能完全保证印模精准。因为尽管采用了刚性连接的方法进行取模，但取模之后还涉及替代体的连接、印模的运输、模型的灌制等许多流程，每一个流程的出错都会影响最终模型的精准性。因此，尽管采用刚性连接进行印模，我们还是应该在制作最终的修复体之前，对模型的精准性进行再次验证。

怎么再次验证模型的精准性呢？ 如图 6-2-22~ 图 6-2-24 所示，我们可以采用石膏夹板验证模型的精准性：我们在终模型上连接各个转移体，然后用白石膏将各个转移体连接，从而形成石膏夹板。再将石膏夹板戴入口内，就能通过检查各个转移体是否完全就位来判断终模型的精准与否了。

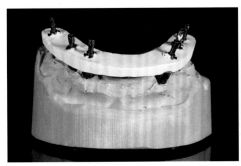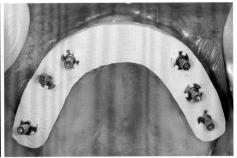

图 6-2-22　在模型上制作石膏夹板

图 6-2-23　将石膏夹板戴入口内,可以注意到石膏夹板完好

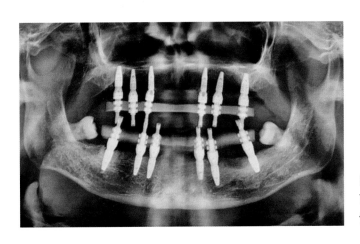

图 6-2-24　全口牙位曲面体层片显示各个转移体就位

①扫描二维码
②下载 APP
③注册登录
④观看视频

视频 33　石膏夹板验证

为什么要选用白石膏制作夹板呢？ 因为白石膏制作的石膏夹板抗折强度低而刚性大，当处于非被动就位状态下，石膏夹板会受力而发生破坏，若石膏夹板完好就能确保各个转移体完全就位时处于被动就位的状态下。

如果石膏夹板不能完全就位，就说明终模型的精准性欠佳，**那我们该怎样应对呢？** 我们应对模型精准性不佳的原因进行分析，常见的原因有转移体未完全连接、运输过程中印模损坏等，但全口种植固定修复印模涉及的过程众多，因此常常不能找到取模精准性不佳的原因。在模型精准性不佳的情况下，我们还是应尽可能地寻找取模精准性不佳的原因，然后重新进行取模。

除了使用石膏夹板验证模型的精准性外，还能不能采用别的方法验证模型的精准性呢？ 我们可以根据终印模先制作一副树脂支架，然后在口内试戴树脂支架，通过检查树脂支架的就位情况来验证模型的精准性。如果树脂支架能完全就位，就说明模型精准，可以进行最终修复体的制作；如果支架不能完全就位，则应重新进行取模。

此外，还有学者认为可采用树脂夹板验证模型的精准性，但由于树脂夹板存在变形的可能，因此在就位树脂夹板时仅可旋入一颗中央螺丝，从而避免树脂夹板形变而影响我们对精准性的判断。需要注意的是，由于树脂夹板只用一颗螺丝进行固定，其余种植体位点可能受软组织阻力影响而导致树脂夹板不能完全就位，从而影响我们对取模的精准性的判断。因此，使用该方法时应完全解除软组织的阻力。

上述提到的取模和验证模型精准性的过程常需要三次就诊才能获得精准的模型，**有没有什么别的方法能缩短治疗时间呢？** 有学者提出，对于计划采用粘接固位的种植全口固定义齿，也可以先仅选择开窗式转移体取初印模，然后根据初模型研磨各个基台，使不同基台之间具有共同就位道，再制作树脂就位钥匙。此后，在患者口内戴入所有基台，并拍摄根尖片以确认基台完全就位。

此时，由于初印模未采用夹板式印模，故精准性欠佳，树脂就位钥匙常不能完全就位。因此，我们需采用逐一试戴的方法找出取模不准确的基台。

如图 6-2-25~ 图 6-2-35 所示，试戴就位钥匙时，发现就位钥匙与左侧 3 个基台边缘密合，而右侧密合性欠佳；将 16 和 17 的基台卸下，只连接 15 基台时，就位钥匙可以完全就位，说明 15 基台的位置准确。当 15 和 16 同时连接基台时，就位钥匙不能完全就位；15 和 17 同时连接基台时，就位钥匙也不能完全就位，因此说明 16 和 17 的位置不准确。

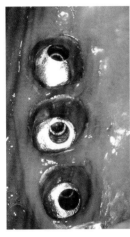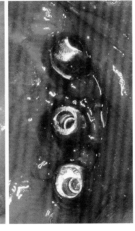

图 6-2-25　右侧基台在口内就位

图 6-2-26　左侧基台在口内就位

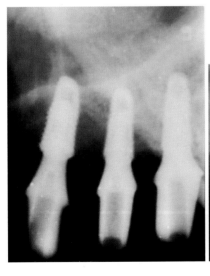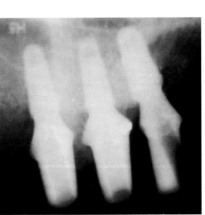

图 6-2-27　根尖片显示右侧基台就位

图 6-2-28　根尖片显示左侧基台就位

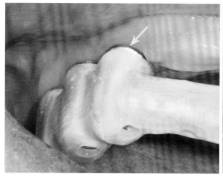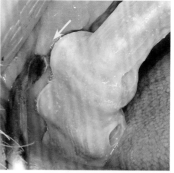

图 6-2-29　右侧就位钥匙边缘未完全就位（黄色箭头所示）

图 6-2-30　取下 16、17 基台，就位钥匙完全就位（黄色箭头所示）

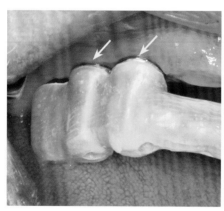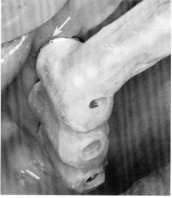

图 6-2-31　戴入 16 基台，就位钥匙不能完全就位（黄色箭头所示）

图 6-2-32　戴入 17 基台，就位钥匙不能完全就位（黄色箭头所示）

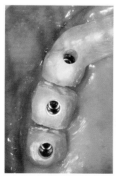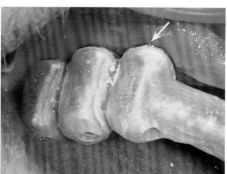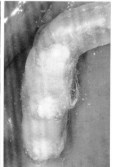

图 6-2-33　断开 16、17 就位钥匙

图 6-2-34　就位钥匙完全就位（黄色箭头所示）

图 6-2-35　口内重新连接就位钥匙

接下来我们将 16 和 17 基台对应的就位钥匙断开，断开的就位钥匙在口内完全就位后，再用树脂重新连接就位钥匙，此时得到的就位钥匙就可以准确反映口内情况，我们就可以将位置不准确基台的相应替代体从模型中取下，重新就位于新的就位钥匙中，然后重新灌注石膏，从而调整替代体的相对位置，得到精准的模型。

这种采用树脂制作的就位钥匙进行模型精准性的验证方法，虽然树脂可能存在变形，故精准性不及石膏夹板，但该法主要针对粘接固位的种植全口固定义齿，粘接剂空间的存在常能容忍这种精准性不佳的情况。

第三节 ▎全口种植覆盖义齿的取模

上一节介绍了种植全口固定义齿的方式。那么是否所有无牙颌患者都适合种植全口固定义齿修复呢？接下来，我们来看一个病例。

这是一位 67 岁的无牙颌患者 B_6，如图 6-3-1~ 图 6-3-3 所示，下颌牙槽嵴低平，因活动义齿固位不佳，评估患者的 CBCT 及全身状况后，我们在下颌植入 4 颗种植体，最终完成了全口固定义齿修复。

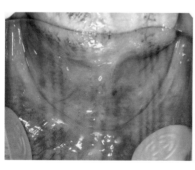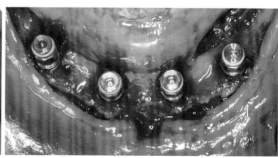

图 6-3-1　初诊口内观

图 6-3-2　种植手术

然而3个月后再次复查，可以看到种植体周围有大量牙石及软垢附着（图6-3-4）。

上述病例提示我们，一些老年患者难以维护义齿清洁，此时若选择固定义齿修复，则易导致种植体周围菌斑附着，从而引起种植体周炎等生物并发症。

接下来我们再来看一个病例。如图6-3-5和图6-3-6所示，该患者被诊断为少汗型外胚叶发育不良，下颌牙列缺失，牙弓短小，牙槽嵴发育不良呈刃状。

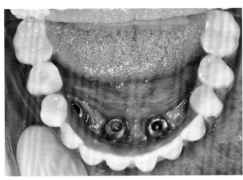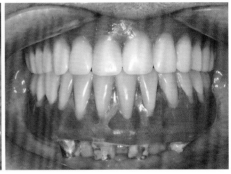

图 6-3-3　戴义齿时口内观

图 6-3-4　戴牙后 3 个月，可见种植体周围附着大量牙石及软垢

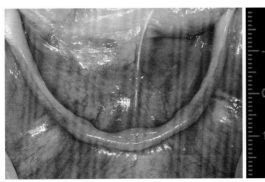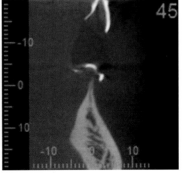

图 6-3-5　下颌口内观

图 6-3-6　CBCT 显示下颌刃状牙槽嵴

对于这样的病例，我们将制订怎样的种植修复方案呢？复杂植骨手术是否具有可预期性呢？我们仔细分析 CBCT 可以发现，患者牙槽嵴菲薄，骨松质极少。若要进行种植支持的固定义齿修复，则须进行复杂的骨增量手术增加骨量，而骨松质的缺乏常常会导致植骨效果不佳。此时，选择种植支持覆盖义齿修复，可以规避复杂的植骨手术、降低手术费用、缩短治疗周期，且效果可预期。根据影像学测量，我们在术中截取了下颌前牙区牙槽嵴顶段骨块，并在宽度足够的剩余牙槽嵴侧切牙位置处植入两颗种植体（图 6-3-7~图 6-3-9）。

另外，临床上我们可以发现，随着修复时间的增长，种植固定义齿可能出现支架断裂、螺丝折断等机械并发症（图 6-3-10），后期修补困难且费用较高。

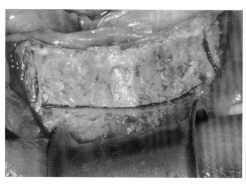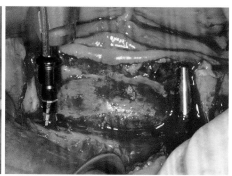

图 6-3-7　下颌前牙区截取骨块

图 6-3-8　下颌前牙区植入两颗种植体

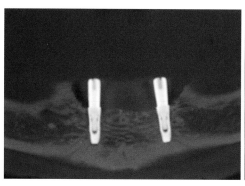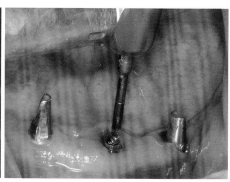

图 6-3-9　术后 CBCT

图 6-3-10　种植固定义齿螺丝折断

因此，相较于全口种植固定义齿，种植支持的覆盖义齿具有生物稳定性和机械稳定性良好，便于维护及成本-效益比低等优点，成为了无牙颌患者的修复方案之一。

按照上部结构和基台连接形式的不同，可将种植支持的覆盖义齿分为球帽附着式种植覆盖义齿、Locator、磁性附着体、杆卡附着式种植覆盖义齿、套筒冠附着式种植覆盖义齿等（图 6-3-11~ 图 6-3-13）。

那么，与全口种植固定义齿相比，种植固位覆盖义齿的取模方式是否存在差异？总义齿的制作流程是否可以因为种植体的支持而得以简化呢？

下面我们来看一个病例，患者 C_6 的上颌牙列缺失，上颌植入了两颗种植体，最终采用种植支持覆盖义齿修复（图 6-3-14）。

戴入义齿 1 年后复诊，可见一侧附着体出现折断（图 6-3-15）。**为什么会出现这样的问题呢？**

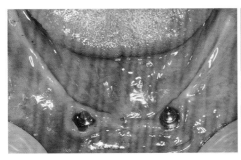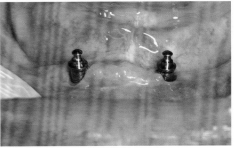

图 6-3-11　球帽附着体

图 6-3-12　Locator

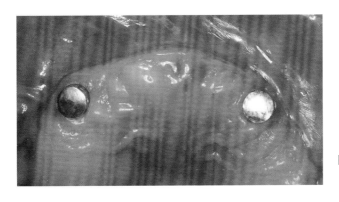

图 6-3-13　磁性附着体

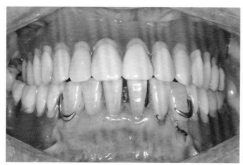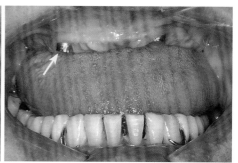

图 6-3-14　上颌覆盖义齿修复

图 6-3-15　磁性附着体折断（黄色箭头示）

　　全口种植覆盖义齿的支持作用，主要来源于刚性种植体的支持及义齿下方可动黏膜的支持。当义齿受力时，其下方的黏膜随之下沉，从而导致覆盖义齿以刚性种植体为中心出现的翘动。如果覆盖义齿存在边缘延伸不够、组织面不密合等问题，则将加大功能运动时的前后翘动，最终导致附着体的折断。因此，笔者认为，结合全口义齿标准流程制作的覆盖义齿，其具有良好黏附性和稳定性，可最大程度地提供黏膜的支持，减小覆盖义齿的翘动，减少附着体附件的磨损，降低覆盖义齿折断风险。

　　为达到上述目的，笔者通常采用如下方法：首先，按照标准流程制作全口义齿，之后在椅旁进行阴性部件 Pick-up，以达到功能状态下种植体和黏膜的均匀受力。需要特别指出的是，这一方法较适用于 Locator、球帽、磁性等附着体；而对于杆卡式及套筒冠等精密附着体，我们建议采用全口种植固定义齿的取模方式获取精确的种植体位置，并结合全口义齿的标准取模流程进行修复体的制作。

　　下面我们将以前面部分提到的下颌 Locator 覆盖义齿为例，介绍覆盖义齿的标准取模流程。该患者 C$_6$ 进行种植术后 4 个月，达到骨结合，临床检查种植体稳定，周围黏膜健康，患者未诉不适症状，可进入修复阶段（图 6-3-16）。

　　1. 患者第一次就诊　制取初印模，获取初步垂直距离。

　　评估牙槽嵴形态，选择大小合适的无牙颌成品托盘，采用藻酸盐印模材料制取初印模（图 6-3-17）。结合面部观察法、息止颌位法，初步确定垂直距离（图 6-3-18）。

　　灌注初模型，模型画线，利用自凝树脂制作个别托盘。个别托盘边缘距离患者黏膜转折处 1~2mm，厚度为 2mm（图 6-3-19，图 6-3-20）。

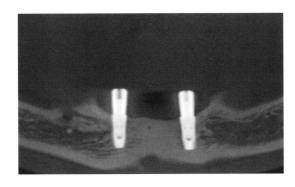

图 6-3-16　术后 4 个月 CBCT

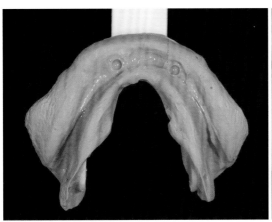

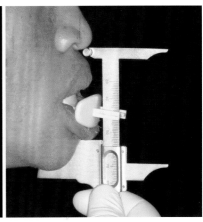

图 6-3-17　初印模

图 6-3-18　正中托盘初步确定垂直距离

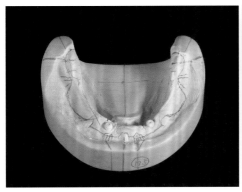

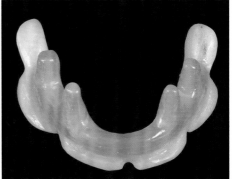

图 6-3-19　初模型画线

图 6-3-20　个别托盘

2. 患者第二次就诊　制取终印模，确定颌位关系。

个别托盘戴入口内，调整组织面，缓冲黏膜压痛点。利用修整好的个别托盘进行边缘整塑，之后用流动性较好的硅橡胶进行终印模制取（图6-3-21，图6-3-22）。笔者建议采用闭口印模，嘱患者在合适的垂直距离下进行主动肌功能修整：上颌主要完成E、U发音及下颌摆动等动作；下颌主要完成E、U发音及吞咽、伸舌等动作。应注意需要取到的重要解剖结构，如磨牙后垫、舌下肉阜等。

然后进行哥特式弓的安装，将哥特式弓描记针和描记板分别固定于上、下颌个别托盘（图6-3-23，图6-3-24）。调节下颌描记针高度，使之与上颌描记板接触，此时为最佳垂直距离。

哥特式弓描记，指导患者进行下颌侧方、前伸和极限运动，根据描记轨迹可推断患者的颞下颌关节情况，从而确定水平颌位关系。在本病例中，患者的下颌运动轨迹呈现标准的"↓"形，叩击点与"↓"顶点重合，说明患者颌位稳定，肌位与正中关系一致。此时，可以将描记针锁定在"↓"顶点（图6-3-25，图6-3-26）。

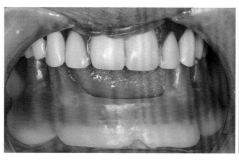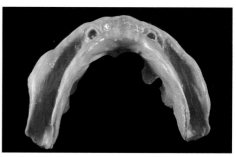

图 6-3-21　闭口印模制取

图 6-3-22　终印模

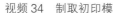

①扫描二维码
②下载 APP
③注册登录
④观看视频

①扫描二维码
②下载 APP
③注册登录
④观看视频

视频 34　制取初印模

视频 35　制取终印模

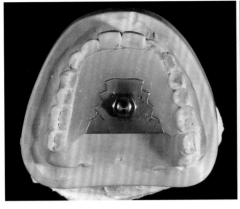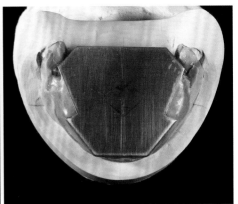

图 6-3-23　上颌描记针

图 6-3-24　下颌描记板

①扫描二维码
②下载 APP
③注册登录
④观看视频

视频 36　哥特式弓描记

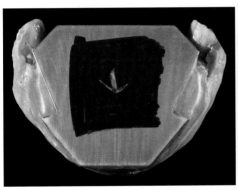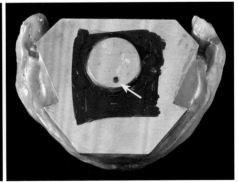

图 6-3-25　哥特式弓形态呈箭头形

图 6-3-26　确定水平关系于顶点（黄色箭头示）

采用面弓转移上颌相对于髁突的关系，终模型上𬭁架（图6-3-27，图6-3-28）。

需要指出的是，水平颌位关系记录的方法较多，包括直接咬合法（后牙咬合法、卷舌后舔法）、肌检测仪等，这里仅展示了哥特式弓描记法，临床上医生可视具体情况进行选择。

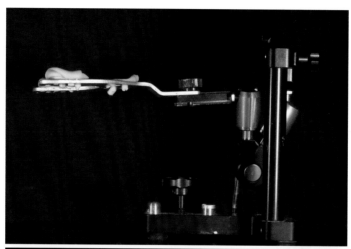

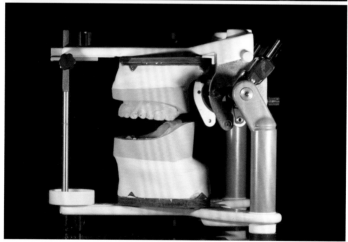

图 6-3-27 面弓转移上颌相对于髁突的关系

图 6-3-28 上𬭁架

结合全口义齿标准流程制作的覆盖义齿具有良好的黏附性和稳定性，可最大程度地提供黏膜的软支持，减小覆盖义齿的前后翘动，减少附着体附件的磨损，降低覆盖义齿折断风险，从而取得良好的修复效果。

最后，我们用思维导图的方式（图6-3-29）对全口种植覆盖义齿的取模流程进行回顾。

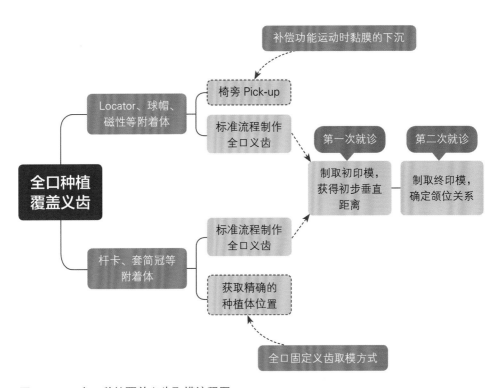

图 6-3-29　全口种植覆盖义齿取模流程图

参考文献

1. 满毅. 数字化技术在口腔种植修复中的应用. 口腔医学, 2017, 37 (7): 577-582.

2. 满毅, 吴庆庆, 龚婷, 等. 美学区种植外科修复治疗流程新方案. 国际口腔医学杂志, 2015, 42 (4): 373-383.

3. ALEXANDER HAZBOUN G B, MASRI R, ROMBERG E, et al. Effect of implant angulation and impression technique on impressions of NobelActive implants. J Prosthet Dent, 2015, 113 (5): 425-431.

4. CHEW A A, ESGUERRA R J, TEOH K H, et al. Three-Dimensional accuracy of digital implant impressions: effects of different scanners and implant level. Int J Oral Maxillofac Implants, 2017, 32 (1): 70-80.

5. BURNS J, PALMER R, HOWE L, et al. Accuracy of open tray implant impressions: an in vitro comparison of stock versus custom trays. J Prosthet Dent, 2003, 89 (3): 250-255.

6. BUZAYAN M, BAIG M R, YUNUS N, et al. Evaluation of accuracy of complete-arch multiple-unit abutment-level dental implant impressions using different impression and splinting materials. Int J Oral Maxillofac Implants, 2013, 28 (6): 1512-1520.

7. CARROTTE P V, JOHNSON A, WINSTANLEY R B, et al. The influence of the impression tray on the accuracy of impressions for crown and bridge work-an investigation and review. Br Dent J, 1998, 185 (11-12): 580-585.

8. CONRAD H J, PESUN I J, DELONG R, et al. Accuracy of two impression techniques with angulated implants. J Prosthet Dent, 2007, 97 (6): 349-356.

9. DAFTARY F. The bio-esthetic abutment system: an evolution in implant prosthetics. Int J Dent Symp, 1995, 3 (1): 10-15.

10. DI FIORE A, VIGOLO P, GRAIFF L, et al. Digital vs conventional workflow for screw-retained single-implant crowns: A comparison of key considerations. Int J Prosthodont, 2018, 31 (6): 577-579.

11. FITZPATRICK B. Standard of care for the edentulous mandible: A systematic review. J Prosthet Dent, 2006, 95 (1): 71-78.

12. FONTIJN-TEKAMP F A, SLAGTER A P, VAN'T HOF M A, et al. Bite forces with mandibular implant-retained overdentures. J Dent Res, 1998, 77 (10): 1832-1839.

13. MANGANO F G, VERONESI G, HAUSCHILD U, et al. Trueness and precision of four intraoral scanners in oral implantology: A comparative in vitro study. PLoS One, 2016, 11 (9): e0163107.

14. GERAMIPANAH F, SAHEBI M, DAVARI M, et al. Effects of impression levels and trays on the accuracy of impressions taken from angulated implants. Clin Oral Implants Res, 2015, 26 (9): 1098-1105.

15. HARRIS D, HÖFER S, O'BOYLE C A, et al. A comparison of implant-retained mandibular overdentures and conventional dentures on quality of life in edentulous patients: a randomized, prospective, within-subject controlled clinical trial. Clin Oral Implants Res, 2013, 24 (1): 96-103.

16. JODA T, BRÄGGER U. Patient-centered outcomes comparing digital and conventional implant impression procedures: a randomized crossover trial. Clin Oral Implants Res, 2016, 27 (12): e185-e189.

17. JODA T, FERRARI M, GALLUCCI G O, et al. Digital technology in fixed implant prosthodontics. Periodontol 2000, 2017, 73 (1): 178-192.

18. JODA T, LENHERR P, ZITZMANN N U, et al. Time efficiency, difficulty, and operator's preference comparing digital and conventional implant impressions: a randomized controlled trial. Clin Oral Implants Res, 2017, 28 (10): 1318-1323.

19. WONG K Y, ESGUERRA R J, CHIA V A P, et al. Three-dimensional accuracy of digital static interocclusal registration by three intraoral scanner systems. J Prosthodont, 2018, 27 (2): 120-128.

20. LEE H, SO J S, ERCOLI C, et al. The accuracy of implant impressions: A systematic review. J Prosthet Dent, 2008, 100(4): 285-291.

21. MAN Y, QU Y, DAM HG, et al. An alternative technique for the accurate transfer of periimplant soft tissue contour. J Prosthet Dent, 2013, 109(2): 135-137.

22. MARCHACK C B. A custom titanium abutment for the anterior single-tooth implant. J Prosthet Dent, 1996, 76(3): 288-291.

23. MIGLIORATI M, AMORFINI L, SIGNORI A, et al. Clinical and aesthetic outcome with post-extractive implants with or without soft tissue augmentation: A 2-Year randomized clinical trial. Clin Implant Dent Relat Res, 2015, 17(5): 983-995.

24. MONACO C, EVANGELISTI E, SCOTTI R, et al. A fully digital approach to replicate peri-implant soft tissue contours and emergence profile in the esthetic zone. Clin Oral Implants Re, 2016, 27(12): 1511-1514.

25. MONACO C, SCHEDA L, BALDISSARA P, et al. Implant digital impression in the esthetic area. J Prosthodont, 2019, 28(5): 536-540.

26. MÜHLEMANN S, GRETER E A, PARK J M, et al. Precision of digital implant models compared to conventional implant models for posterior single implant crowns: A within-subject comparison. Clin Oral Implants Res, 2018, 29(9): 931-936.

27. OVCHINNIK V, KARATAS B, YILMAZ B, et al. Fabrication of an implant-supported fixed complete denture using multiple digital technologies for a patient with a perioral burn: A clinical report. J Prosthet Dent, 2018, 120(2): 161-167.

28. OZKOMUR A, MANFROI F. Multifunctional guide for implant placement, impressions, and an occlusal index for fixed complete dentures. J Prosthodont, 2018, 27(2): 197-200.

29. PAPASPYRIDAKOS P, CHEN C J, GALLUCCI G O, et al. Accuracy of implant impressions for partially and completely edentulous patients: A systematic review. Int J Oral Maxillofac Implants, 2014, 29 (4): 836-845.

30. WU Q, QU Y, GONG P, et al. Evaluation of the efficacy of keratinized mucosa augmentation techniques around dental implants: A systematic review. J Prosthet Dent, 2015, 113 (5): 383-390.

31. SAWYERS J, BAIG M R, EI-MASOUD B. Effect of multiple use of impression copings and scanbodies on implant cast accuracy. Int J Oral Maxillofac Implants, 2019, 34 (4): 891-898.

32. SCHWARZ S, BERNHART G, EIFFLER C, et al. Early loading of implants with fixed dental prostheses in edentulous mandibles: 7.2-year clinical results from a prospective study. Clin Implant Dent Relat Res, 2014, 16 (6): 904-912.

33. SHAH K, YILMAZ B. A technique to transfer the emergence profile contours of a provisional implant crown to the definitive impression. Int J Oral Maxillofac Implants, 2016, 31 (2): e15-e17.

34. THOMASON J M, FEINE J, EXLEY C, et al. Mandibular two implant-supported overdentures as the first choice standard of care for edentulous patients-the York Consensus Statement. Br Dent J, 2009, 207 (4): 185-186.

35. THONGTHAMMACHAT S, MOORE B K, BARCO M T, et al. Dimensional accuracy of dental casts: influence of tray material, impression material, and time. J Prosthodont, 2002, 11 (2): 98-108.

36. URBAN IA, NAGY K, WERNER S, et al. Evaluation of the combination of strip gingival grafts and a xenogeneic collagen matrix for the treatment of severe mucogingival defects: A human histologic study. Int J Periodontics Restorative Den, 2019, 39 (1): 9-14.

37. VAFIADIS D, GOLDSTEIN G, GARBER D, et al. Immediate implant placement of a single central incisor using a CAD/CAM crown-root form technique: provisional to final restoration. J Esthet Restor Dent, 2017, 29 (1): 13-21.

38. VANDEWEGHE S, VERVACK V, DE BRUYN H, et al. Accuracy of digital impressions of multiple dental implants: an in vitro study. Clin Oral Implants Res, 2017, 28(6): 648-653.

39. VIGNOLETTI F, NUNEZ J, SANZ M. Soft tissue wound healing at teeth, dental implants and the edentulous ridge when using barrier membranes, growth and differentiation factors and soft tissue substitutes. J Clin Periodontol, 2014, 41(15): S23-35.

40. WANG L, WANG T, LU Y, et al. A digital approach for 1-step formation of the supraimplant emergence profile at the time of immediate implant placement. J Prosthet Dent, 2019, 122(2): 104-107.

41. WISMEIJER D, MANS R, VAN GENUCHTEN M, et al. Patients' preferences when comparing analogue implant impressions using a polyether impression material versus digital impressions (Intraoral Scan) of dental implants. Clin Oral Implants Res, 2014, 25(10): 1113-1118.

42. MAN Y, WU Q, WANG T, et al. Split pedicle roll envelope technique around implants and pontics: a prospective case series study. Int J Oral Maxillofac Surg, 2015, 44(10): 1295-1301.

43. MAN Y, WANG Y, QU Y, et al. A palatal roll envelope technique for peri-implant mucosa reconstruction: a prospective case series study. Int J Oral Maxillofac Surg, 2013, 42(5): 660-665.

44. 巢永烈,陈吉华,智敏. 口腔修复学. 北京:人民卫生出版社,2011.

45. 冯海兰,徐军. 口腔修复学. 2版. 北京:北京大学医学出版社,2012.

46. 宫苹,巢永烈. 种植义齿修复设计. 成都:四川大学出版社,2004.

47. 宫苹,梁星. 陈安玉口腔种植学. 北京:科学技术文献出版社,2011.

48. 刘宝林. 口腔种植学. 北京:人民卫生出版社,2011.

49. 满毅. 口腔种植的精准植入技巧 —— 如何避免种植手术的毫米级误差. 北京:人民卫生出版社,2018.

50. 宿玉成. 口腔种植学. 2版. 北京:人民卫生出版社,2014.

51. 杨家瑞. 口腔工艺修复材料学基础. 第2版. 北京:人民卫生出版社, 2008.

52. 赵信义. 口腔材料学. 5版. 北京:人民卫生出版社,2012.

53. 赵铱民. 口腔修复学. 7版. 北京:人民卫生出版社,2012.

54. 周磊. 口腔种植学临床实践. 北京:世界图书出版社,2003.

55. 周学东,王翰章. 中华口腔医学词典. 北京:人民卫生出版社,2012.

56. CARL E M. 口腔种植修复学(下卷:外科程序、修复操作与术后维护). 陈钢,马攀,朱一博,崔广. 主译. 2版. 南京:江苏凤凰科学技术出版社, 2017.

57. CARL D. 口腔种植修复分步骤操作指南. 郭航,主译. 3版. 沈阳:辽宁科学技术出版社,2018.

58. KHALID L,FAWAD J,STEPH S. Glossary of Dental Implantology. Singapore:C.O.S,2017.

59. LANEY W R. Glossary of oral and Maxillofacial Implants. Berlin:Bosch-Druck Gmbh,2017.

60. LIU X,LIU J,TAN J,et al. A digital technique for replicating peri-implant soft tissue contours and the emergence profile. J Prosthet Dent,2017,118(3): 264-267.

图书在版编目（CIP）数据

口腔种植的精准二期手术和取模技巧：如何避免模型的毫米级误差 / 满毅主编 . —北京：人民卫生出版社，2020

ISBN 978-7-117-29929-9

Ⅰ.①口… Ⅱ.①满… Ⅲ.①种植牙 – 口腔外科学 Ⅳ.①R782.12

中国版本图书馆 CIP 数据核字（2020）第 064396 号

| 人卫智网 | www.ipmph.com | 医学教育、学术、考试、健康，购书智慧智能综合服务平台 |
| 人卫官网 | www.pmph.com | 人卫官方资讯发布平台 |

口腔种植的精准二期手术和取模技巧
——如何避免模型的毫米级误差

主　　编：满　毅
出版发行：人民卫生出版社（中继线 010-59780011）
地　　址：北京市朝阳区潘家园南里 19 号
邮　　编：100021
E - mail：pmph @ pmph.com
购书热线：010-59787592　010-59787584　010-65264830
印　　刷：北京盛通印刷股份有限公司
经　　销：新华书店
开　　本：787×1092　1/16　　印张：16
字　　数：315 千字
版　　次：2020 年 6 月第 1 版　2024 年 11 月第 1 版第 8 次印刷
标准书号：ISBN 978-7-117-29929-9
定　　价：298.00 元

打击盗版举报电话：010-59787491　E-mail：WQ @ pmph.com
质量问题联系电话：010-59787234　E-mail：zhiliang @ pmph.com